夫はバイリンガル失語症

日本語教師が綴る闘病と回復の五年間

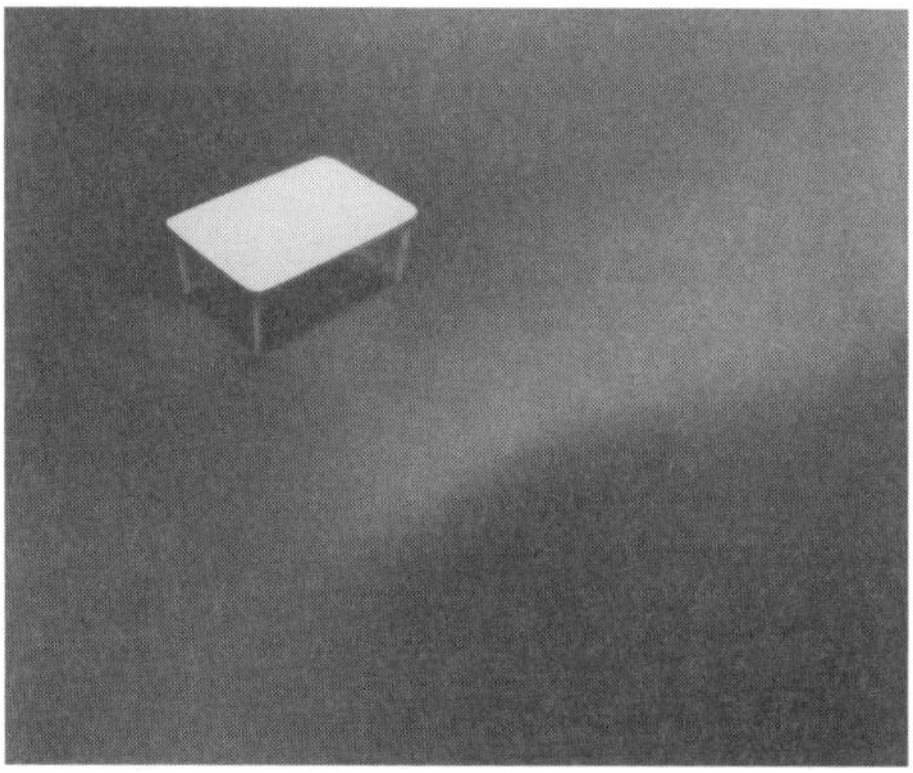

ロコバント靖子
Lokowandt Yasuko

大修館書店

装画
宮下さゆり『replacer of light no.0』

はじめに

「失語症」が脳疾患や脳損傷の後遺症の一つであることを、私は知識としては知っていた。文字通り「言葉を失う病」であるらしかった。どう失うのかは曖昧であったが、特に詮索することもなく生きてこられた…夫が「失語症」になるまでは。

失語症といえば、自分の母語に受けた障害のことを思うのが普通であろう。だが夫はドイツ人でドイツ語を母語とし、英語、日本語を使いながら日本で暮らしている。私大の法学部教授としての職業言語は日本語であった。母語の回復を目指すか、職業言語の日本語を選ぶか…。

ドイツ語を取り戻すことさえ困難な失語症である。しかし夫の目標は「職場復帰」であった。こうして外国人が日本語のリハビリで日本語を取り戻すという稀な目標がセッティングされたのである。そして「多言語失語症者の日本語リハビリ」が始まった。

「記録しましょう。丁寧に記録することから何か見えてくるものがあるかもしれません」。担当医の勧めで始まった妻の日記であった。当初は言葉の壊れ方とその回復の道筋を、リハビリの実際を通して記録するつもりの日記であった。だが言葉の記録がそれだけに終わらなかったというのも、失語症ならではのことであったろう。

コミュニケーションの手段を失うとはいったい何を意味するのか。ひとつには社会的ルールとしての言葉を失う問題である。夫の望んだ職場復帰はまさにこのテーマにからむ事柄であった。失語症はまた、家族の共通の土台をも崩すかの危険をはらむものであった。「家族の病」としての失語症。コミュニケーションとは、果たして言葉のみによって可能なものなのだろうか…。家族のお互いの理解とは…。そんな手探りの日々の戸惑いが言葉の記録に加えられていった。そして失語症とは果たして「言葉にのみ現れた後遺症」なのだろうか、何か心も深く関係しているのではないか。そんな疑問が「言葉の文法」に並ぶ「心の文法」として綴られることになった。発症から病院のリハビリの終わるまで五年にわたり書き続けられた失語症の歩みと闘病の記録はかなりな分量となった。

このたび本になる機会を得て、一般の読者も読めること、そして何よりも短くまとめるという課題が与えられた。それが果たして成功したか…。ここに収めきれなかったものの多さに、あらためて失語症の奥深さを思っている。と同時に回復への五年間を貫く一本の赤い糸にも気づくのである。何よりも壊れてなお学び続ける脳の力、驚くべき復元力である。回復不能と言われた日本語が、それでもある程度の回復を得ていくプロセスがあった。本文中に日本語の文法面の壊れ方と回復の仕方の例が多いのは、このような過程を示す例であり、また日本語教師の妻が家庭学習に日本語教育の経験を応用した結果でもある。

失語症は百人いれば百通りの症例があるといわれる。私もどこかに夫のケースに似た症例の記録がないかと探し求めた。ひとつでも多く個別の症例記録がこの世に出ることに意味があると考えれば、このつたない記録もそのひとつの例として誰かの闘病のヒントになるかもしれない。そうであれば、嬉しい。

目次

第二章［二〇〇六年］

夫はバイリンガル失語症

——日本語教師が綴る闘病と回復の五年間

第一章［二〇〇五年］

発症

〈一〇月三〇日〉

秋晴れの日曜日だった。私は外出の予定があって、夫に車で送ってもらうことになっていた。顔を洗っていると、階段を下りる足音がして、トースターでパンを焼く匂いが洗面所まで漂ってきた。ほっとする。いつもなら夫はまだ寝ている時間なのだ。キッチンに行くと、そこに食器棚を背にしゃがみこんでいる夫の姿があった。意識はある。きまり悪そうに「何でもない」という仕草をするが、声は出ない。「救急車！」と言いながら私は番号がとっさに思い出せない。ひったくるように子機を取った息子が連絡を取ってくれた。九時二〇分頃、救急車が到着。四五分にはかかりつけの脳神経外科病院に到着。病院までの搬送は迅速にできた。

応急の処置がとられ、検査結果が出て、やっと医者と話ができたのはもう昼過ぎであった。「今回の脳梗塞は前のとは本質的に違うんです。前回のは脳の中に詰まった場所があって、まあ小さかったからたいしたことはなかったんですが、今回のは、心臓から来てるんですね。血栓が左の内頸動脈に完全に詰まっています。命があるのが不思議で…うまくいって寝たきりか、あるいは車椅子とか…」。家族四人で医者の言葉を聞く。当の本人はストレッチャーの上で神妙に聞いている。医者の言葉は理解している様子。

つい最近新聞で目にしたばかりのt-PA（血栓溶解療法）は行われなかった。発症から三時間以内であれば有効な脳梗塞の処置である。どんなケースにも当てはまる治療でもないらしいが、せめて家族にその説明があってもよかったのではないか。そんなに危機的な状態ならば、いちかばちかt-PAをやってみるという選択肢もあったのに…。だが、今さら言ってみても始まらない。帰り道、あらためて医者の言葉を反芻してみる。「あんなこと、パパのいる前で言っちゃ駄目だよ。一人になったらパパ泣くんじゃやない？」と娘が言う。そう、そうかもしれない。私たちも泣きたい。家に帰ると二時。ドアを開けると、玄関先まで焦げたトーストの匂いが残っていた。そう、あれは、まだ今朝のことだった…。

夫の家系は血管系に問題をかかえていた。父親はロシア戦線で夫の生まれる二か月前に戦死しているから知らない。母親は静脈瘤の痛みをかかえていた。死を招いたのは飛んだ血栓による肺塞栓である。姉は血液をさらさらにする薬を飲んでいた。たぶんバイアスピリンとかワーファリンといった類いのものだったと思う。兄の一人は心臓手術をし、もう一人はやはり脳梗塞を煩った。末っ子の夫も若い時からもう静脈瘤の始まりが両足首に現れていた。

メタボリックシンドロームという言葉が知れわたるずっと前から夫は「メタボ人」であった。夫のクラスの学生たちが我が家に集い、宴も盛り上がり打ち解けてくると学生たちからリクエストが出る。「先生の若い頃の写真」だ。そして、「えー！」と笑い転げるのである。痩せて頬がこけている。タバコを口にくわえたちょっと猫背の立ち姿である。タバコはロートヘンドレ、さもなくばジタンで、フィルターなしのけっこうきついタイプだった。学生運動の吹き荒れた一九六八、九年頃の左翼の学生たちの愛好するタバコであった。太り始めたのは結婚直後からである。「これ以上太ったら、もう一緒に歩かない」というのが私の最初の警告であった。やがて、子供たちからもひんしゅくを買うほどの鼾が常となり、その鼾の合間にふっと息の止まるようなことが続く。本人にその自覚はなかった。自覚のないものは認めない主義で、「検査に行ったら？」の妻の言葉は無視された。四十代から五十代にかけて夫は猛烈に仕事に励み、それと旺盛な食欲、ビール、ワイン、タバコが抱き合わせのセットであった。大学で行われる毎年の定期検診の結果は、聞いても「問題ない」そうであったが、真偽のほどはわからない。

家族の中で一番元気で行動的なのが夫であった。陰りが見え始めたのは五十代半ばを過ぎた頃で、やがて夜中に息苦しさがあると言い始めた。夫は呼吸器科をまず受診して「喘息」の診断と薬をもらってきた。先に診てもらった方でもう答えが出たから「心臓ではない」と主張して、心臓への妻の疑いは再び無視された。

そして二〇〇五年、この年はついにそれまでの結果が出そろう年となった。まず、左足の静脈瘤が悪化して手術となったが、その際、無自覚の不整脈のあることがわかった。本来ならば、そこで循環器科にかかり、しっかりと調べておくべきであった。しかし大学は新学期である。「そんな暇はない」ままに日が過ぎて五月。久しぶりに一日家にいる夫を私はプールに誘った。そこで最初の脳梗塞が起きたのである。幸い症状は軽く、三日の入院で済んだ。脳に三つ小さい梗塞があって、「この小さいのが悪さをしましたね」ということなのであった。あの時の脳梗塞があまりに「どうってことない、小さい事件」であったのが災いした。いや、その小さい事件に学ぶべきことは多く、賢い人ならば、それを教訓に少しは自分の身体に気をつけたのであろう。だが、我が家の学者は「脳梗塞」をテーマにしなかった。本論で扱わないだけでなく、脚注にさえ値しないデータとして片付けてしまった。

相変わらず多忙でもあった。授業時間数も目いっぱい一二コマをこなし、あれこれの雑務に加えて組合の委員もやっていた。家にあってはまたほとんどの時間がデスクの前である。気晴らしは常に食事とワインであった。タバコはやめていたが、夜中の執筆の友はワインである。量はやっと毎日五〇〇ミリリットルと決められたが、あくまで家にいての話である。外食の機会の多い夫は外ではのびのびと飲んでいた。午前さまの帰宅の朝は玄関にもトイレにもワインの匂いがあった。

〈一〇月三一日〉

一夜明けた。ともかく大学に休講の連絡。午前中はいろいろな事務処理に追われて、午後二時、面会に行く。「どう?」答えはなくて、首から下が全く動かない様子。表情は絶望そのものだった。こんな表情の夫の顔を私は知らない。楽天家で、自信家で、行動的で、少しはがっかりしてもよいのではと常々思っていた。それが、いきなりの絶望とは！　マイナスのエネルギーの強烈なこと！それは家族にも伝染して息子も泣いた。

〈一一月一日〉

午後、息子と嘘をついてもいいから元気づけようと約束して病院へ行く。今日は家族の写真を持っていった。見せると顔に喜びの反応がある。昨日の様子に比べ、見た目には驚くような変化である。MRIの画像で見る限り、非常に悪いという話なのだが、脳には微妙に血液が流れてはいるらしい。右側に麻痺があるが、本来ならば両サイドに麻痺が出てもおかしくない状態だと先生の説明があった。あまり詳しい説明を受けているわけでもなかったし、毎回五分の面会時間である。家族に見えるのは、点滴のようないたってドラマチックでない治療であったから、この目に見える回復は驚きであり大きな喜びであった。

言語聴覚士がアルファベットを見せたが、わかったのはA・B・Cまで。自分の名前も思い出せないようだという。「名前は知ってても、言えないんじゃない?」と言うと、わずかに頷く肯定の仕草があった。こちらの言うことは理解できるらしい。ベッドサイドに置かれたジャパンタイムズを開いた形跡はなかった。たった五分の面会であったが、絶望の影が消えているのを見て息子も私も急に元気が出た。

〈一一月二日〉

今日はまた驚くほどの変化があった。ベッドを起こしてほしいと左手の仕草で向きを伝え、何とか上体を起こして座ろうとする。入院前に読んでいたドイツ語の本は記憶にない様子であった。いろいろな写真を持っていって見せた。嬉しそうに笑いもして反応は良い。帰り際に振り返った息子が「ママ、パパの右手が…」と言う。見るとわずかに右手を上げようとする動きがある。「見た？動いたよね？」息子が同意を求めて、それに「うん、動いた」と答えたけれど、見間違いだったかもしれない。廊下で先生と短く話すことができた。所見は相変わらずよくはないけれど、何でも刺激を与えてよいとのお許しが出る。先生も笑顔いっぱい。楽観はできないが、それでも驚くほどの回復ぶりであるそうだ。

〈一一月三日〉

昨晩からＩＣＵを出て一般病棟に移っていた。危機を脱したのだ！　右手に今日は確かな動きがある。それだけではない、「今朝は立てましたよ」と看護師さんが言った。そうなると次は、這えば立て、立てば歩けということになる。二人の子を得て、二度も味わえたあの希望に満ちたあまやかな母親の思い、それが今頃になって夫に向かって湧き上がるとは。

ところで、毎日話しかけているのだが、何となく人の名前だけを言っても通じていないような気がする。名前と顔が一致しない？　何か頼りない感じである。

今日はひらがな五十音の表を見せて言いたい言葉を引き出そうと試してみた。表の中の「う」を指すので（う）と私が言うと違うと首を振る。いくつか試してみたが、指されたひらがな文字と本人が言いたい音は全て一致することがなかった。頭の中には言いたい言葉があっても、その言葉の音とひらがなの形が合わないらしい。会話は私はドイツ語、子供たちは日本語で話しかけている。どちらも聞いて理解できている感じがするが、今日になって初めてドイツ語で意味の通る短い「文」が出た（これについては後で述べる）。日本語は子供の話しかけに何か答えようとはするが、「ああ」などの音声だけで、意味のある単語にはならない。


〈一一月四日〉

身体の回復はさらに進んで、半身を起こしてベッドに座ることができた。今日は昨日とは反対に五十音のひらがなカードを一枚ずつ読ませてみた。「う」「お」「か」と読み進んで七五％ほどが正しく読めたのである。これはどういうことなのだろう。昨日は夫の頭の中に何か言いたい言葉はあっても、その言葉の音がひらがなの文字にひとつも一致することがなかった。ところが、今日は反対にひらがなカードを見せると読めるのである。なぜかはわからないが、今度は読めるのだ。

暗いドイツ語、明るい日本語

〈一一月五日〉

あれっ、夫が自分で点滴の台車を押して歩いている！　七日目である。理学療法士、作業療法士、言語聴覚士の三人から回復の具体的な話が聞けた。今日自宅から持ってきた普段着を着て、靴をはいて、歩く練習が始まる。普通の生活への一歩が始まるのだ。あまり芳しくない診断の結果と、目をみはるような速さで回復していく身体能力。そのギャップが何か不思議である。ダメージを受けた脳自身が全力で元に戻ろうとするかのような、まるで強靭なバネを思わせる回復であった。

ところで、家族の関心が身体的な回復にもっぱら向けられていた間、言葉の面ではどのようなことが起きていたのだろう。ＩＣＵでの治療中からずっと、周りの会話はドイツ語でも日本語でもほとんど理解できていたように思う。ひらがなカードの一字ずつは読めたが、漢字やかなの単語や日本語の文となると読むのは困難な様子であった。これは英語でも同じようであった。ドイツ語の本はまだ手にすることがなく、毎日ジャパンタイムズを差し入れていたのだが、入院四日目あたりからそれが開かれているのに気がついた。「読んでわかるの？」と聞くと、首を振る。毎朝朝食の卓にコーヒーと共に必ずあった新聞である。その習慣で毎日開いて見ているらしい。わからない英字新聞を眺めながら、夫は読めないことをどう感じているのだろう。私に初めて襲いかかった恐れに似た感情であった。

さて、ドイツ語で初めて意味のある発話があった一一月三日のことである。病室に入り、「どう？」と言いながら顔を近づけると、夫の口から初めての「文」が出た。

Du riechst verdächtig. 短いが文法的に何の問題もない「文」であった。問題なのはその中身であり、私は一瞬我が耳を疑った。日本語に訳せば「君は疑わしい匂いがする」つまり「浮気してるんじゃないか」というのである。とっさに、この「匂う」という意味の動詞をそのまま使って、「今日は別の口紅を使ったから、その匂いじゃないの?」とはぐらかしたのだが、しばし疑いは残って、軽い挨拶の口づけも返そうとはしなかった。

この短い文に続いて発話の文は長くなり始めたが、それとともに構文がくずれて内容も不明瞭になっていった。かろうじてわかる文は内容が何か妄想のようである。しかも、「誰かが言っているのを聞いたのだが…」というのが問題であった。これは夫の祖母の晩年に現れた猜疑心に似ている。やれやれ、これからあることないこと、この妄想に悩まされるようになるのだろうか。何よりもその話すトーンの暗さが気にかかった。ドイツ語で私に話しかける時は声もひそめて、まるで人格が変わったように否定的な、猜疑心に満ちた言葉が出てくるのである。一方、日本語はまだ子供たちの問いかけに「そう」とか「うん」と言う程度の短い応答なのだが、夫の持つ明るい性格のままの声であった。表情も和やかであった。二つの言葉の両極端な現れ方に驚きながらも、ドイツ語ならば何かしら意味を持つ文が出てくることに私は安堵していた。これは、たぶん言語野そのもののダメージはそれほど大きくはなかったのかもしれないと。

言語聴覚士からは「失語症」が脳梗塞の後遺症として残ると聞いてはいたが、その病名自身まだ実感がなかった。正直言ってまだとても楽観的であった。大学では日本語で講義をし、論文やエッセイも日本語で書いている夫が「ひらがな」をやっと読めるというのに多少の驚きはあった。だが、毎日夫を病院に見舞いながら、意思の疎通ができない感じが私には全くなかったのである。日本語がほとんど出ないのも確かにおかしなことではあったが、こちらの言うことは理解している…少なくとも、私たち家族はその点に疑いを持っていなかった。それでいながら、私は無意識に言葉の壊れた現実を胸のどこかで感じとっていたようでもあった。思いを伝えるのは言葉だけではない。だから、というわけなのだろうか、病院に夫を見舞うと私の手はいつも夫の肩を抱き、手を握っていた。ドイツ風の「くっつき文化」に批判的な子供たちも、あの時は何も言わなかった。

また長い家族の歴史は少々の言葉の不備によってぐらつくものでもないらしい。時々、私は言葉に依存しすぎていた今までの日常を思った。全ては言葉によってのみ理解されると信じきっていた家族ではなかっただろうか？　それが今、言葉が消えてかえって何か理解し合うことの原点に戻されたような気持ちがある。温かさに包まれているようにさえ感じた。言葉がないことにやすらいでいる自分がいた。あれは今思うと不思議な体験であった。大黒柱が倒れたのは大変な事件であったのに、この「言葉がなくても通じている」という感情が私を支えていた。今になって振り返れば、あれは言葉がないゆえの「蜜月」とでも言える、不思議な天からのお恵みのような短い夢であった。

〈一一月六日〉

日曜日。午後病院に着くと見舞いの受付は殺気立つ混雑である。脳疾患を患う人の多いのに驚く。夫は点滴の台を押しながらすたすたと私の前を歩いて行く。昨日よりもっと進歩している。

言葉の回復はどうだろう。身体機能の直線的な回復のパターンとは全く異質なものがあるように感じる。ドイツ語で話しているが、今日は意味が全くとれない。この二日間は理解できたのに。どもるというか、始めの言葉がなかなか出てこない。トツトツと言葉を絞り出すような感じ。やっと単語が一つ出ても、その単語が何を目指したのか、そこに続くものがない。あるいは意味不明の音の連なりであったりする。

今日は大学のドイツ語担当の同僚M先生ご夫妻のお見舞いがあった。M先生に会って夫は泣いた。やはり一番身近な職場の人に会うと心を揺さぶられるのだろう。しきりに話したがるが日本語は言葉にならない。途中からドイツ語に切り替えるが、トツトツと絞り出す文の意味がいつもわかるわけではない。適当に皆で間を補って、大学のことは心配いらない、経済的にも心配はいらないというような会話になってまた泣く。これが一番の心配の種なのだろうか。それにしてもよく泣く。

〈一一月七日〉

次から次へとかかってくる電話で午前中が終わった。温かい励ましやお見舞いの言葉を聞きながら、今日はこの電話の話を夫へのおみやげに病院へ行こうと思う。きっと喜ぶだろう。

ご近所のテニス仲間のお見舞いがあった。夫は会話には入れないが、楽しんでいる様子であった。さて友人たちが帰って会話はドイツ語に切り替わった。「あの人たちは誰だっけ？」と聞かれてびっくりしたのは私である。聞き直してみると、本当は「あの人たちの名前は何だっけ」と言いたかったのだ。つまり顔はわかるが名前がわからないのだ。ちょっと心配になる。老いていく母がある日私に「あなたは？　どなた様で？」と聞いた時のことが思い出された。あれと同じでなければいいのだけど…。「私は誰？」「やすこ」。おかしなことを今さら聞くなという顔で答えてくれた。いや、今は目の前にいるからわかるのかもしれない。それで「じゃあ、娘の名前は？」「ロッテ」「息子は？」

「トーマス」。というわけで、家族全員の名前はよどみなく口から発せられたのである。家族の名前は同じ「名前」の引き出しの中でも特別な位置を占めているのだろうか。トツトツとした話しぶりの中でこれほどすっぱりと家族の名前が発話されたことが不思議であり、嬉しくもあった。

何で「くじら」なのだ？——初めての言語リハビリ参観

〈一一月八日〉

今日はドイツのおふくろの味、実だくさんのとろりと煮込んだスープを初めて持っていった。病院食は和食で、朝もコーヒーの代わりにお茶が出る。まずいらしく、残してある。よほど嬉しい差し入れなのだろう、可哀想なくらいおいしそうになめるように食べている。久しぶりの故郷の味であり、我が家の日常の味でもあるのだ。舌への刺激が脳に良い効果を与えてくれたら嬉しい。見ていると、ほんの少しスープを残しておいて嫌いな魚と付け合わせの野菜を少し食べ、最後にスープを食べてとても幸福そう。一番美味しいものは最後に食べるのが子供っぽい癖であったが、それがちゃんと残っている。失われたものがあるかと思えば残っているものもあって、でも、以前の何がどう失われてしまったのかはわからない。

明日も何かちょっと持ち込もうと言って、二人で一緒の子供っぽい感情が生まれて笑ってしまった。笑い声はとても自然で入院以来の暗いドイツ語の感じが消えていた。明日はひげそりクリームとひげそりのブラシを持ってきてくれと言う。ひげがだいぶ伸びている。自分で気づいたからなのか、それとも作業療法士の指示なのだろうか、聞いても答えの文はぐちゃぐちゃでわからなかった。

最近は脳疾患に限らず初期治療が済むとすぐにリハビリが開始されるのが普通のようである。夫の場合も発症直後からさまざまなリハビリが開始されていたが、家族が初めて言語リハビリに同席したのは入院の一〇日目であった。

その日は「標準失語症検査」が行われて、家族は夫の身にふりかかった「失語症」を初めて具体的に知ることになったが、これは私たちの心を揺さぶる大事件であった。専門家に指摘されて、リハビリの現場に同席して初めてそれとわかるのが障害の実際のようである。私たち家族は楽観的に、ある意味「こうであってほしい」という思いを重ねて病態を見ているらしい。何しろ出発点が「死ぬかもしれない」わけであったから、回復の道筋は奇跡であり、言葉の不明瞭もたいした問題にはならなかった。会話がドイツ語であったからでもあろう。加えて長い家族歴もある。少々のわかりにくさは長年の生活に支えられた勘や想像力で充分に補うことのできるものであった。

夫の日本語との付き合いは長い。ドイツの大学で日本学を専攻し、日本の大学留学も経験している。やがて日本に研究者としての職を得て日本滞在も全てを足せば三〇年ほどになる。論文やエッセイは日本語で書き、大学の授業や講演も日本語である。「日本語がお上手ですね」とか、「お箸がうまく使えるんですねえ！」といった類いの褒め言葉をもらう「外国人」ではなかった。

母語は生まれながらの言語であり、第二、第三の後になって獲得された言語とは本質的に違うはずだ。だからドイツ語がまず回復するだろう。次いでドイツ語と同じ語族の英語、そして生活・職業言語である日本語も、その付き合いの長さとか必要性から、ちょっとした時間差はあるにしても、先に回復した母語に引っ張られるように戻ってくるだろう。自然にそうはならないにしても、リハビリを通して再学習が行われるだろう。いや、すでに脳の引き出しに蓄えられている日本語をたたいて引っ張りだすことができるだろう。それが、初めての言語リハビリに同席するまで私が何となく頭の中で考えていた「失語症」、夫の場合について言えば「多言語失語症」の回復図であった。

リハビリの最初の課題は「聴くことによる単語の理解」であった。言語聴覚士と私たちが囲むデスクの上には、「卵」「馬」「自動車」など、名詞の絵カードが数枚並べられていた。日本語教育を仕事にしてきた私には、初級のクラスを懐かしく思い出させるような光景であった。

「自動車はどれですか、指差してください」と言語聴覚士の指示があった。日本語教育と失語症検査がちょっと似ているのに興味を抱いて聞いていた。その傍らで夫はぼんやりと数枚の絵に目を向けて、指は動くことなく宙に浮いている。「（じ）で始まる言葉です」と療法士が語頭の音を与えている。それに促されるように夫は「卵」の絵を指差したのだった。

いったい何が起こったのだろう。子供たちが話しかける日本語に、「うん」とか「そう」と応えていたのは、日本語の音を正しく聴き取れていたからではないか？　このリハビリは「聴くことによる単語の理解」というが、もしかして自動車は「じどうしゃ」とは聞こえていないのだろうか？

課題はさらに進んだ。言語聴覚士が絵を指して「これは何ですか？」と聞いている。さて、なぜなのだろう。繰り返し出てくる言葉が「くじら」。どんな絵を見せられても答えは「くじら」である。

私は学校給食や家の食事に「くじら」をさんざん食べさせられた世代である。今さら我が家の食卓に出そうとも思わない。夫とて捕鯨反対を熱く語る活動家でもない。「くじら」は食べるにつけ語るにつけ我が家の語彙頻出度から見ればないに等しい。夫の語彙範囲からすれば、研究テーマの「政教分離」、「国家神道」とか「人権」の方がはるかに身近で親密度の高い単語なのである。

この単語の繰り返し現象は前頭葉のダメージの特徴であるとの説明があった。夫の脳のそこが損傷を受けたというのだろうか。それにしてもなぜ「くじら」なのだ？　そんなことを思っている私の前で次の「これは何ですか」の問いがあった。絵は金魚であったが、答えは「ひでき」。ひでき？それにしても何で「ひでき」なのだ！

こんなショックの後、同じ絵を使って私がドイツ語で質問をすることになった。ドイツ語の正答率は高く、また「くじら」の例に出たような「続き現象」も現れなかった。だが、Flugzeug（飛行機）という単語は、あれほど乗る機会が多いのに出てこない。「Fで始まる単語」と語頭の音を与えても駄目。それで、Flugzeug は動詞 fliegen（飛ぶ）から派生した名詞なので、動詞の fliegen というヒントを与えてみた。これは当たり。だが、派生した言葉でない場合には語頭音を言うだけでは正答につながらなかった。

正答率からみれば確かにドイツ語の成績は日本語よりはましであった。だが、こんな単純な名詞、つまり「物の名前」がわからないというのは両言語に共通した症状であり、その事実が私にことの重大さを初めて突きつけたのであった。入院以来、どうも知人の名前が消えていると感じていた。人と物とを問わずおしなべて「物の名前」が両言語から消えている。これから「これは何ですか」

の問いに始まる「言葉の学び第一歩」をドイツ語、日本語を問わずやり直さねばならないのだろうか。いや、名詞だけではない。述語となる動詞、形容詞などはどうなっているのだろう。それに語と語を意味ある文に作り上げる統語的な要素に関してはどうなっているのだろう。もくもくと湧き上がる黒い雲のような不安が胸いっぱいに広がっていく。

次に言語聴覚士は黒いカバンを持ち出すと、いろいろな品物を机に並べた。「ハンカチ」「鏡」「櫛」「鉛筆」「はさみ」「歯ブラシ」「百円玉」「鍵」「マッチ」「万年筆」の一〇点であった。この品は患者の側から見て明らかにそれとわかる向きを考慮して置かれ、配置も決められているようであった。外国人生徒に日本語を教える教室でも、初級の教材としてこのような品物を使うことはよくある。しかし相手にとっての「向き」を考えて置く配慮を必要と感じたことはない。どんな向きに置こうと「はさみ」を「はさみ」として認識できる健常者の脳を相手にしているゆえであった。向きを変えて置いたら「はさみ」が「はさみ」に見えないのだろうか。壊れた脳にとっては私たちにとって当たり前に見えることも当たり前でないのだろうか。

今まで、日本語も再学習によって取り戻せるだろうなどと軽く考えていたが、どうもそんな簡単なことではないらしい。ただ日本語を忘れたのではない。言語を司る脳に問題が起きてしまったのだ。目の前で行われている検査は一見して日本語初級の授業に似ていながら、本質的に異なるものなのであった。「再学習」とはあくまで健常者に当てはまるやり方であり、失語症のリハビリはそれとは違うらしい。そんなことに今初めて気がついたのであった。

さて、この品物を使って行われる検査は「聴いて口頭命令に従う」というものである。ここでも、引き続き「聴く」がテーマとなっている。言語聴覚士がまず「この品物を使って私が言う通りに動かしてください。私が言い終わったら始めてください。一回しか言いませんから、よく聞いてください」と言い、検査が始まった。

1　歯ブラシと鉛筆を持ってください。
2　櫛を百円玉の横に置いてください。
3　百円玉を裏返してからハンカチをとってください。
4　櫛でマッチをさわってください。
5　百円玉と万年筆をハンカチの上に置いてください。
6　鍵をマッチの上に置いてください。
7　鍵にさわってから万年筆をとってください。
8　はさみと歯ブラシを入れ替えてください。
9　歯ブラシを鏡の手前に置いてください。
10　鍵をはさみと鉛筆の間に置いてください。

こんなに単純な指示というのに、なかなか難しいらしい。「はぶらし」や「えんぴつ」と言われても、指示の単語の音と品物が結びついていない。代わりに櫛を一つ手に持っている。「聴く」音が壊れたから「物の名前」がわからないのか、あるいは名詞が脳の中から消えてしまっているからできない課題なのか…。名詞が大変なダメージを受けている。結局はそれが一番印象に残った。

名詞の次に気になっていた述語。この例文では動詞であるが、「持つ」「置く」「とる」「さわる」「入れ替える」と五個ある。

この指示の文では、文の最初に目的語とか手段、方法といった語と助詞が、次いで場所規定があり、文末に「〜てください」というお願いの述語がある。どうも文頭の名詞と、それが正しい品物に当たるかどうかは別として、最後の述語をかろうじて聴き取っている感じである。「百円玉を裏返してからハンカチをとってください」は、「百円玉をとってください」に短縮されてしまう。二つ目の名詞も、間に挿入されている場所とか動作の指示も消えてしまうから、「入れ替えてください」の指示では、品物を一つ持った手が次の動作に移れなくて宙に浮いている。今の脳のキャパシティでは聞いたとたんに指示の文を忘れてしまうのだろうか。中学生の頃、英語のディクテイションの苦手だった私は聞いたはなから消えてしまう英文に苦労した。そんなことをふと思い出した。

この課題はドイツ語でも同じ指示を出したが、やはり日本語よりは良い結果が出た。ドイツ語の命令文はまず文頭に動詞が出る。Nimm（取って）と指示の意味がまず与えられ、次いで目的語の「何を」が見える文法構造である。それが指示の理解を易しくしているのかもしれない。名詞と品物の一致もドイツ語の方が正答率は高い。

これが言語リハビリ参観の第一回目の記録である。この日私たち家族は「これが失語症なのだ！」と実感し、初めてことの深刻さに気づいたのであるが、それはまだ序の口であった。失語症の複雑さ、そして奥深さにまでは全く気づいていなかった。

〈一一月九日〉

今日は身体リハビリを子供たちと見学した。理学療法士がついていろいろな課題を与えている。夫の身体機能は一見して全く問題がないように見える。病気前と同じように歩くことができる。点滴の台を自分で支えてもいる。麻痺があると言われている右手だって使えているではないか。和食をフォークやスプーンで食べているのは不思議であるが、たぶん軽い指のしびれのせいなのだろう。見ていてそれほど違和感も感じなかった。

だが脳梗塞のダメージは明らかに現れていた。細い杭が何本も垂直に立ててあるボードを使って、杭に小さな輪をはめていくとか、それを今度は外してまたはめるような動作となると、指先が充分に働いていないのがわかる。指先で処理できる作業なのに、動作は大きく手首を曲げてぎこちない。理学療法士の腕に輪を一つずつはめたり、はずして元あった場所に戻す作業は、「輪を持つ動作を明確に意識させて行動に移すチェック」であるという。言われてみれば、確かに脳からの指令が行動へと伝達されていないのがわかったりする。説明を受けながら見ると、障害の具体性が初めて理解できてとても参考になった。

言葉の「壊れ方」を知る——言語リハビリ参観二回目

〈一一月一〇日〉

今日の言語リハビリは約一時間、前日始めた「標準失語症検査」の続きが行われた。

1　話す——単語の復唱

「馬」「家」「眼鏡」などの名詞を一〇個、療法士が言う。それを聞いて同じように復唱する「まね」であった。この課題はほとんどできていた。

2　話す——文の復唱

水を飲む。

空が青い。

友達に手紙を出した。

となりの町で火事があった。

雨が降り続いているので今日も散歩に行けません。

私の家に田舎から大きな小包がとどいた。

短い文から長い文へ。言語聴覚士の読み上げる文を真似して言う課題。最初の三つはクリアしたが、文が長くなるにつれてモゴモゴと、単語も不鮮明になり文の構造自体も崩れていく。同じ文をドイツ語に訳して私が言う。この復唱は問題なくできた。やはりドイツ語の方が優勢である。

3　話す——動作説明

言語聴覚士の指示「この絵を説明してください、この人はどうしていますか」

（子供がすやすやと）寝ている

（子供が本を）読んでいる
（子供が水を）飲んでいる
（子供がプールで）泳いでいる
（子供がバスに）乗る
（鳥が空を）飛んでいる
（この人は手紙を）書いている
（この人はたいこを）たたいている
（電車が鉄橋を）渡っている
（子供が風船を）ふくらませている

絵を見て右の文ができればよいのだが、とても難しそうであった。文が出ないと聴覚士が（子供がプールで）などと情景描写を与え、述語を導こうとする。ここは、三つぐらいしかできなかった。しかも「読んでいる」「飲んでいる」「書いている」などいわゆる「進行中、継続」を表す「〜ている」の形が出てこない。「書く」とか、「読みます」とか、あるいは多くは終止形も連用形も作れないほどに壊れてしまった活用の形であった。

4　話す——まんがの説明

指示「このまんがの筋を説明してください」
　ここに男の人がいますね。続きを話してください。

帽子をかぶった男の人が散歩をしている
風が吹いて帽子を飛ばしてしまった
男の人は慌てて帽子を追いかける
帽子は水の中に落ちてしまったので、男の人はステッキで帽子を拾い上げた

こんな展開のまんがである。まずストーリーの展開のうえで重要な役割を担う「帽子」が出てこなかった。「男の人が散歩します」とは言えた。風に帽子を飛ばされたのは、状況はわかっていても表現できない感じであった。動詞は全て最初に出た「散歩する」を繰り返していた。まんがの進展は理解している様子ではある。だが続く言葉が出ない。やっと出ても充分な用をなさない。同じまんがをドイツ語でもチェックした。表現はたどたどしく、まるで三歳児の発話のようであった。だが、「帽子」のドイツ語は言えた。風が帽子を飛ばして水に落ちたこと、だからステッキで拾ったという動作の進展、因果関係もできていた。どうやら頭の中では理解できているらしい。

5　話す――語の列挙

指示「動物の名前をできるだけたくさんあげてください。例えば猫。哺乳動物だけではなく鳥や虫でもかまいません。時間は一分です」

日本語もドイツ語もゼロ回答。前頭葉のダメージの結果、語のイメージが浮かべられないのだそうだ。「語のイメージが浮かばない」ゆえに言葉が出ない。私にとっては初めて聞く知識であって、

壊れて初めて知る脳の不思議であった。

6　話す――単語の音読

ひらがなの名詞・動詞、漢字の名詞・動詞を「見て読む」音読である。日本語教育初級のレベルだがいくつか間違う。だが、五日前には単音しか読めなかったひらがなの単語が、今日は読めるではないか！　ひらがなだけではない。漢字を読む能力もわずかとはいえ残っているのに気がついた。日本語の文字が、漢字も含めて完全に消え失せてはいない！　これは大発見である。発話される壊れた日本語にショックを受けながらも、「文字を読む能力」がまだ残っているのがとても嬉しかった。カタカナは検査では扱われなかったが、文字が全て失われてはいないらしい。ならば多様な治療の糸口を期待できるのではないだろうか。

以上が今日のチェックテストのメニューであった。単語を短いのから長いのまで繰り返し練習をするのが大切と言われた。今日の検査と同じような課題をドイツ語でも作るようにと言われた。つまり、二言語並列でチェックするらしい。

リハビリ専門病院を探す

〈一一月一二日〉

二度目のＭＲＩの検査報告が担当医からあった。左脳に向かって血液を運ぶ血管は元に戻って、詰まっていた血栓も溶けていた。あのびっくりするような回復の兆しのあった一一月二日。あの頃もう血液は左脳に向かって流れ始めていたらしい。完全に詰まっていたのは発症の日から数えて三日間ぐらいなのだろうか。この時間が脳のダメージにとって、長いのか短いのか…。いずれにせよ、死に至ることも、寝たきりになることも車椅子も回避できた時間の長さであった。干涸びた大地にドクドクと水が流れ込む映像が頭に浮かんだ。あれは、いつかテレビで見た乾期と短い雨期のはっきりした土地、地球のどこかで繰り返される自然現象の映像であった。ひびの入った大地に水が入ると、たちまちのうちに大地は芽吹き、花咲き、虫が飛ぶ美しい命の通う世界に変化した。夫の脳の中にも今再び、あの映像にあったように血液が流れ込んでいるのだ!

だが、大地の再生の映像は脳の再生を意味するものではない。脳の細胞は一度死ぬともう生き返ることはないという。言語の回復は、どうなっていくのだろう。夫は今六一歳、大学の定年は七〇歳である。残る九年の仕事を全うするためには職業言語の日本語が必要である。ここで一年の休職ができても、それで「失語症」は改善されて職場復帰は可能なのだろうか。MRIの画像の左側にかなり広く、白化した珊瑚のように白く見える部分があった。それが脳細胞の死んだ姿であり、夫の日本語を「自動車」と「卵」の区別もつかなくしてしまった源である。

「ドイツ語はともかくとして…日本語までは。母国語だって回復できるかどうかというのが失語症なので、完治を期待できないのが普通です。それを二番目の言葉までっていうのは、無理ですよ」。専門家の医者の診断である。「失語症」とは、その言葉の通り「言葉を失う」病なのだと医者は言っている。確かにこの数日、私たち家族が目で耳で体験した失語症検査によれば、「失語症」が今日か明日かの速さで回復するものでもないのはわかる。でも、何か納得できない。医者の言葉を受け入れられない自分がいた。

ついこの前までは、死ぬか生きるか、立てるか歩けるか、そんなことばかり思っていたのではなかったか。それが今、生きて、立って、歩いている。そのうえ、今日はついにMRI検査の嬉しい報告も聞けて万々歳の結果ではないか。人の欲深さよ、と私は思った。命ある今をなぜそのものとして感謝して受け止めないのだ。担当医にしても、ここまでの奇跡のような結果を出してくれたのだ。なぜ、それで満足しないのだ。少しは反省しなければなるまい。

だが、人はただ息をして生物的に永らえるだけで満足しない。これから「失語症」をかかえての夫の生活が始まる。その「これから」を意味あるものにすること、そして障害を抱えても、命あってこその人生と夫が自身で納得できるようにしていくこと。それはもう、急性期治療の医者の手を離れて、本人と家族が努力すべき問題なのであろう。だが、具体的には何をどうすればよいのか。

今まではぼんやりと、「回復のための技術的機能訓練」程度に理解していたリハビリテーションであった。それが今、具体的なある輪郭を持ち出したように感じた。生きている意味につなげるリハビリ。言語の回復は無理と言われようと、夫が今考えることは「職場復帰」しかなかった。それが壊れた脳の壊れた判断であろうとも、その目標に向かって言語の回復訓練を受けること。それが、夫にとって今目前にある生活そのものであると言えないだろうか。

言葉だけではない。まだ麻痺の残る右手、右肩に右の足。外来治療になった時リハビリはどうなるのだろう。急に退院後の実際の問題が浮上してきた。急性期治療の終了の次にはリハビリがテーマとなるのだ。だがこれからのリハビリ方針が何も説明されないままに退院は一六日と決まった。「退院」、嬉しいはずの話であった。と同時に「これから、どうするのだろう?」という大きな不安が頭をもたげてきたのだった。リハビリを家族だけの課題とするのは早すぎはしないか。専門家によるリハビリがまだ必要な時期ではないのか。

入院中は言語リハビリは週に五回与えられていた。だが、退院後のリハビリの時間数は医師の判断によって決められるらしい。そこでは回復の可能性が問われることになる。夫の場合は教師であるから、失語症を持ちながらできる職業ではないだろう。入院期間中の「失語症検査」の結果を見れば、職場復帰はまず不可能と考えてもおかしくはない。年齢的にみても六一歳は一般的には定年退職年齢である。より回復の望まれる、また職場復帰の必要性の高い若い年齢の患者にリハビリの回数は多く与えられねばならないだろう。ましてや、「バイリンガル失語症」である。このような特殊ケースのリハビリに何ができるのか、それを聞いたところで答えがあるわけでもないのだ。だが、実際問題として退院後をどうするか…それは、患者の家族にとっては途方に暮れる先の見えない話であった。

私はパソコンにしがみつき、インターネットで失語症や多言語失語症に関する資料を探した。バイリンガル失語症に関しては一般的な書籍は見つからず、また闘病記の類の具体例の報告もなかった。ほとんどが医学関係のレポートであり、素人が読んで理解できるわけでもなかった。また夫のようなケースにどのような治療の可能性があり、またどのようなリハビリ専門病院があるのか、そのような情報を見つけることはできなかった。

本来ならば諦めざるを得ない状況ではあったと思う。ただ、問題は夫であった。夫は自分の失語症を自覚できないという病態を抱え込んでしまっていた。脳はそのような壊れ方をしていて、話せないという現実がありながら、本人はそれがわからなかったようである。一日も早く職場復帰をすること。夫の思いはそれだけのようであった。それでいながら、それがいかに困難なことであり、あるいは不可能であるかの認識もなかった。職場復帰のためにリハビリが必要であるとは納得していたらしいが、失語症は、たまたま自分が現在病んでいる病気の名前にすぎないのであり、「特にどうってことはない」のであった。職場復帰の不可能を説いても本人が納得しない。難しい問題であった。家計をあずかる者として、夫にとって職場復帰は当然の義務であり、定年は七〇歳で、それに合わせてやっと買えた我が家のローンもあったということなのだろう。そして、何よりも夫の頭の中には研究者としてのアイデンティティがあったと思う。職場復帰は夫にとって研究者としての存在証明でもあったのだろう。

そして私の方にも、日本語の回復はないと切り捨ててしまえない、まだ諦めきれない思いがあった。その根拠となるのがドイツ語の比較的早い戻り方であった。母語のドイツ語は日によって出たり出なかったりの差は激しいものの、そして必ずしも意味がわかるわけでもなかったが、ともかく構文的にはまともな文を作ることも可能であった。名詞の欠落は日本語と同様に最も顕著に現れてはいたものの、日本語に比べれば量的に明らかに多くが残っていた。ドイツ語が消えていないのだから…日本語だってと思う。それに文字を含めて日本語も完全に失われていたわけではないのである。壊れてはいるけど残っている。それ自体にしがみつくだけの意味があった。

また、失語症者自身による一般の闘病記などを読んでも、出発点の母語のダメージは夫の母語の壊れ方に比べてはるかに重い状態であった。そのような人が回復して自身で記録を書いている事実がある。多言語という複雑さはあるにせよ、母語の回復がある程度安定すれば、日本語はその土台のうえに再学習という手もあるのではないか。全くの素人判断ではある。しかし、諦める気にはなれなかった。何はともあれ考えられるのは専門家による集中的なリハビリではないだろうか。そのために一時間でも多いリハビリの枠が欲しかったのである。外来で不可能であれば、リハビリ入院の方法があるだろう。

脳神経外科病院には別にリハビリ専門の病院があったが、そこに再入院するためには身体機能の回復が良すぎた。言語リハビリのためだけに入院することはできないとの話であった。言語リハビリはたぶん専門的に独立したリハビリ病院で行われるのであろう。そして退院前に家族が自分でどこかリハビリ専門病院を見つけてくれれば、橋渡しをしましょうという話に落ち着いたのだった。

たまたまの運が幸いした。息子が、自分の通う大学のK教授が脳出血の後遺症で失語症になり、リハビリ専門病院に入院後、再び大学に復帰されたという話を聞いてきた。その教授のリハビリ病院での体験が、私たち家族が入手することのできた唯一の具体的な「次の一歩」であった。ありがたい情報であった。

そのリハビリ専門病院の名前を私たちが希望として提出し、ソーシャルワーカーがその橋渡しの手続きをとってくれた。申請は運よく受理されて、退院の前に次の道が開けたのである。バイリンガル失語症をどのように治すのか、そんなことはまだ全くわかってはいなかったが、ともかく職業言語である日本語の集中リハビリへの道は開けたのである。

たまたまの運に恵まれた次への一歩であった。だが、現実には、素人が少ない情報をもとに病状に合ったリハビリ専門病院を見つけることは難しい。最近、急性期治療後のリハビリによる驚くべき回復の実例を新聞やテレビの報道で見ることが増えてきている。急性期治療のその後への橋渡しを素人判断や運に任せず、充分な情報を与え、共に考えてくれるような病院内のシステムあるいはコーディネーターのような人があれば、患者にとっても家族にとっても本当に助かるのであるが。

家の混乱、ありがたい支え

脳神経外科病棟の二週間はこのように過ぎて、一一月一六日、夫は退院した。この日も晴れわたった初冬の空に、山々の連なりがくっきりと見えていた。それにしても、嵐のような二週間であった。入院していた本人が一番大変だったろうが、妻や子供たちだってそれなりに大変であった。

夫が倒れて突然妻に降りかかったのが大学関係、保険関係、家計の事務処理である。しかもそれらの文書は全て「掃除するな、片付けるな、さわるな」の禁断の間、夫の書斎にあった。デスクの上といわず床まで手紙や書籍が山積み。入居以来を思わせる埃の蓄積ももちろんであった。当時、探し物の場所を夫に聞いても、言葉は役に立たなかった。仕方なく書斎に入って毎日何かしら探していた。大学からは、「年末調整」の手続きが終わっていません、と電話がある。はて、どんな手続きであったかしら。書類を探す。やれ送ったと思うと次は「教務手帳」送付の依頼だ。「教務手帳」

など見たこともない。ともかく探す。そんな合間に引き出しから子供たちの書いて贈った誕生日カードなどが出てくる。つい懐かしくなって読んでしまったりする。

あれやこれやをかき分けながら、ともかく探し出さねばならないのは大学関係の名簿であった。毎日いただくお見舞いの電話、手紙、お品物、それをくださった方々の名前を妻が全部知っているわけではない。夫に名前を聞けば済むというわけにはいかないのだ。実に失語症である。知らない方の名前をメモしていって夫に聞く。

「○○さんからお見舞いをいただいたんだけど、この方、同じ大学の先生?」

知らないとか、わからないなど、答えは曖昧であった。直接病院にお見舞いくださった方たちは、名前はわからなくても顔を見て全て「誰であるか」はわかった。だが、紙に書かれた漢字の名前を読み上げても、全くお姿に結びつかず誰であるかはわからなかった。

やっと探し出した「役員、教職員住所録」を手がかりにお礼状を書くのは妻である。どのような方か存じ上げないまでも、夫の脳梗塞を知ってのお見舞いであれば、やがて失語症の夫とどこかで接点を持つ方々であろう。その時に想定される失語症ならではのあれこれを思って、お礼状には奇跡的な回復を得たこと、しかし、失語症が後遺症に残ったことを書き添えた。書きながら、お見舞いをくださった方たちに、言い尽くせないほどの感謝の思いがこみ上げてくるのだった。たくさんの方々からのお見舞いの言葉に夫は支えられて力をいただいたのだった。それは「皆から忘れられていない」という証明でもあり、夫を職場につなぐ太い糸であった。入院当初の暗い猜疑心が、退院する頃にはほとんど消えていた。

妻にとってまた特別の意味を持つものがあった。ご近所の友人たちの手助けである。車の免許を持たない私のために毎日病院へ送り迎えをしてくれたり、夕ご飯の一品差し入れもあった。インターネットのサイトを見て、何か夫のケースに役立つ情報はないかと探してくれたご近所もあった。笑顔の励ましも疲れた心に温かく響くものだった。友人たちの援助は遠いドイツからも届いた。ドイツの失語症関係の資料を送ってくれた友人がいた。ドイツで治療する場合を考えて、病院を探してくれた医者の友人もいた。ドイツの年金関係の資料を私に代わって読んでくれて、内容をかいつまんで知らせてくれた友人がいた。東京のドイツ人の友人は言語リハビリで使う「標準失語症検査」のドイツ語訳を申し出てくれた。そして入院中続けられたドイツ人たちの毎日の会話練習のためのお見舞い。私一人ではとても処理しきれない多くの事柄をこうして皆に助けられて、最初の時期が過ぎていった。

今回の事件をきっかけに多くの反省点も見つかった。生命保険、年金保険、家計については、妻もその内容を知っておくべきであった。夫が家計の全てを握るのがドイツ式とは言っても、預金通帳の残高ぐらいは知っているべきであった。何を聞いても「大丈夫、問題ない」。だがその言葉をそのままに信じてはいけなかった。夫がドイツ式を貫くなら、妻は妻で日本式にこっそりとへそくりに励んで、まさかの時に備えるべきであったろう。夫は倒れてから、これからの経済的なことやら大学のことをしきりに心配していた。その内容を全く知りもしないで、妻の方は「大丈夫、何とかなる」などと答えていたのである。まあ、これであいこだがほかに答えようがあっただろうか。

帰宅して

リハビリテーション病院への転院は一一月二四日と決まった。帰宅してどこまで日常生活が自分でできるのか。まずは、身体機能のチェックが必要であった。ありがたいことに、歩くことができた。階段の上り下りも手すりを使えば問題がなかった。洗面やシャワーも一人でできた。とはいえ、数日間は家族は夫の全ての行動に不安を感じ、何をするにも誰かが付き添っていた。

病院の理学療法士は、課題のリハビリ運動が何を目的として行われ、また、夫の身体の動きに何が欠けているかなど、実にわかりやすく丁寧に説明してくれた。退院に際しては、家でやるべきリハビリ運動を絵に描いて渡してもくれた。この方に限らず、病院でお世話になったリハビリ担当者の方たちの熱意といつも変わらぬ笑顔での対応には、どれほど励まされ支えられたことだろう。あの方たちからいただいた手ほどきを、家族の怠慢で無駄にすることなく次へのステップにつないでいくこと。患者自身も家族も自立して自分たちのリハビリの課題に向かっていくことが、あの方たちへの感謝の気持ちを表すことでもあるだろう。丁寧に描かれたリハビリの絵を見ながらそんな気持ちが湧き上がってくるのだった。

リハビリ運動、それに毎日の散歩、食事管理。言葉に関してはあまり無理はしないことにする。家庭という日常の場で毎日話される、場面に支えられた言葉。それ自体が病院の言語リハビリとは違った意味でのリハビリと位置づけることができるだろう。

こうして始まった家庭での生活であった。夫の対外的な文書の処理、電話応対、ドイツの親戚や友人、知人へのメール、失語症の検索やらそれを読むのに多忙な母親に代わって、子供たちは散歩に付き添い、父親に話しかけ、常に行動面での危なさに目を配りながら手伝ってくれた。

家庭の会話は基本的には日本語というのが私たちの日常であったが、夫が倒れてから私はドイツ語、子供たちは日本語と使い分けていて、それがまだ続いていた。どちらも理解している様子ではあったが、話す場合はどうしてもドイツ語が出てくる。それも短い文かあるいは単語程度のものであった。娘はそれに日本語で答え、息子は「パパ、今話してるのドイツ語だよ」と、日本語を引き出そうと頑張っていた。後になって夫が家庭外の接触も増えていく時期、夫の覚束ない日本語に驚いて、ゆっくりと、外国人に話すような（確かに外国人には違いないのだが）単語だけのコミュニケーションを試みてくれる善意の方に出会うこともあったが、家族は発病の日から言葉を特に選んで会話をするようなことは一度もなかった。身振りや絵を使うという発想も全くなかった。全て、普通の会話のスピードで、特別扱いをすることはなかった。

意図してそうなったわけではない。それが全くの自然な成り行きであった。パパは家族の中では全く理解に問題ない、ただ一時的に発話ができないだけのことだ。そんなふうに感じてもいたようだ。また、相手に理解できるようにゆっくりと話すのは、実際にはそう簡単にできることではない。スピード以前に、いかに簡潔に意味の伝わる文を作れるかの問題のようでもある。日常生活の言葉はそんな配慮をしていられない。自然体でいくよりほかになかったというのが現実である。

話し言葉に関してはこのような状況であったが、退院して初めて気づいたのが「書く」という側面であった。「書く」といっても、作文能力のことではない。ペンを持って字を書く動きそのものがうまくいかないのである。入院中は話す、聴くという面に私の関心は集中していたらしい。字を書く課題もあったような気もするが、私の記憶からは消えていた。書類にサインする機会もなかったから、右手、右肩に麻痺が若干残る状態ではあっても字が書きにくいとは思ってもいなかった。

きっかけは、手紙に名前を書く時だった。ペンを持つ手と左肩が連動して右に左にと上体が大きく揺れる。だが、書かれた文字はその動きとは反対に、弱々しい、ほとんど判読できないミミズの這った跡のような字であった。試しに、家の住所を書いてもらおうとした。住所は全く思い出すことができなかったので、まず私が書いた。それを書き写すのに、また大変な労力が必要であった。これは、書く練習が必要なのだろう。まず、ペンを握る力を指に取り戻させること。それから、まともな字を書けるようにすること。「まともな字」、そう思ってあらためて私は夫の書いた住所の字を眺めた。その字は今までの夫の筆跡とは全く違った不思議な字であった。目で手本の文字は見ているのだが、それと同じ形を書くことができていない。これは単純に麻痺によって、つまり指の運動機能の損傷によって字体がまともに書けないということなのだろうか。それはもちろんあるだろうが、字体を識別する脳の問題のようにも思われた。

せっかく練習するならばと、欲張りな私はひらがな書きの日本語教材『日本語基本文型』(大阪外国語大学留学生別科)の書写と音読を課題に選んだ。これは、日本語構文の整理教材で、日本語クラスの生徒たちは「構文のバイブル」と言って愛用していた。

鉛筆を握って書く指の機能訓練。それに加えて、見て書き写し、かつ音読する繰り返し訓練で脳の中で壊れてしまった「文法構造」や識字の機能に刺激を与えようとしたのである。というわけで

「これは　ほん　です」に始まる文型を夫は上体をゆさゆさと揺さぶりながら書写することになった。ひらがなは読んで意味をつかむためにはかえって難しいはずだが、文を音読してもらうと、文節ごとに分かち書きになっているのに助けられて、意味の単位を捉えながら読んでいるような感じであった。名詞の欠落をチェックするのにはよい機会でもあったが、意味の詮索まではしないことにして、書写と音読だけを毎日続けたのだった。ほとんどのひらがなは読めたが、「はな」「たなかさん」「ともだち」が、何度出てきても読めないのが興味深かった。

それに『脳を鍛える大人の計算ドリル』を加えたのは娘である。そして、上体が揺れるのはどうしようもないにせよ、この毎日の「書写」と「音読」と「計算ドリル」は一〇〇日ほどもすると嬉しい結果に結びついていった。ミミズのような字体に変わりはないが、まず字が大きくなり、一つ一つのひらがなが、そして数字も、それとしての形を持ち始めたのである。単純な計算も、間違いの数が明らかに減っていった。これは、家族が体験した「リハビリ」の、最も明らかに、しかも短期間に結果に結びついた例であった。

脳のダメージは身体のバランスも壊す。右半身は明らかに左とは違っていた。上半身が背骨を中心にまるでねじれたようになっている。筋肉がそぎ落とされて背骨や首の骨を支える力がなくなって、右半身は引力に引っ張られるままに垂れ下がっている感じである。首も右に傾斜している。ジャケットを着た立ち姿は、まるで田んぼに斜めに立っているかかしのように見えた。でも一時間ほどの散歩ができた。大好きなテレビドラマ「水戸黄門」も楽しんでいた。充分に内容を理解して見ているように思われた。再び、家族の心の中に回復に向かう期待が膨らんでいった。息子にご自分のリハビリ体験を語り、リハビリテーション病院へのきっかけを作ってくださったK教授の回復と職場復帰の事実が、現実に私たち家族に見える唯一の症例であり、希望の形として存在もしていた。あれは再び専門病院のリハビリを受けられるという、すぐそこにトンネルの出口のある短く充実した家族皆の一〇日間であった。

リハビリテーション病院

リハビリテーション病院入院の日にはまず、院長先生、看護師長、言語聴覚士、理学療法士、作業療法士の方たちとの面談があった。大まかな入院生活の説明と、だいたいのリハビリの内容が話された程度であった。多言語失語症者のリハビリをまだ皆が把握しきれない状況である。しかし、家ではやりにくい理学療法や作業療法、さらに加えて減量のための食事管理は病院にいればこその具体的な治療である。それだけでもまずは充分であった。こうしてリハビリ病院の日々が始まった。

入院後まず「失語症検査」が行われた。私も同席して見ていたが、今後もリハビリに参加してドイツ語の状態をチェックしてみてはどうかと院長先生が言われた。確かに、日本語とドイツ語の両面から見ていくのは、日本語の壊れ方を知るにもよいだろう。私もそのつもりで、まずは三回ほど失語症検査のリハビリに同席したのであった。ここでも脳神経外科病院と同じ「標準失語症検査」が行われていた。検査の手順、内容も同じようであったが、言語状況にその後特に大きな変化があったようにも感じられなかった。日本語がこんなにめちゃくちゃに壊れてしまっている…そんな大雑把な印象だけが残っている。再びの入院にほっとすると同時に今までの疲れがどっと出てきたようで、私の頭もぼーっとしている状態であった。そして毎日リハビリに同席するために八王子の自宅から病院のある杉並区の方南町まで通うことが体力的・時間的に難しくなっていった。

いつの間にか秋は過ぎて師走を迎えていた。日本の文化の中だけで暮らしていれば、師走はお正月に向かって、つまりは一年で一番大きな祝祭日に向かっての準備の季節である。それがドイツの文化も抱え込んでいる我が家にあっては、その前に最も大切なクリスマスがやってくる。まずは年賀状の前にクリスマスカード、プレゼントの準備と発送。この季節に欠かすことのできないスパイスクッキーを焼き溜めていく家事がある。クッキー焼きは今年はやめた。それでも、お見舞いのお返しの品を買いにデパートに足を運んだり、プレゼントを探したりと思わぬほどの時間と労力を必要として疲れがひどかった。リハビリもその日によって午前中の時もあれば午後の時もある。出かけたうえはできるだけ夫と話す機会を持ちたい。病院に直接お見舞いくださった方たちと話すことにもなる。時々は病院の夕食時にも一緒にいてやりたい。帰宅するとたいていは夜九時近くになっていた。

そして、それからがドイツからの電話の時間となるのだった。電話はいつも長くなった。夫の兄弟たちの心配は尽きることがなかった。離れていて様子が見えないだけに、私との電話が唯一の頼る情報であったのも当然な成り行きであった。「まだ、治療法まではわからないの」という私の答えがますます彼らの心配の火に油を注ぐことにもなる。彼らは最愛の弟の身に降りかかった「失語症」を最も心配して、日本でその治療をすることに大いに疑念を抱いていた。それは全く知らない、日本という東洋の国の医療水準に対する漠然とした不信感でもあった。ドイツ語を取り戻すためにはドイツ語のリハビリしかないではないか、いったい日本語で何をどうやるんだという至極筋の通った疑問をなげかけてもくるのだった。確かに、それは私の抱く疑問でもあった。今の身体の状態に不都合がないなら、ドイツに夫と行って、あちらでリハビリを受けた方がよいのかもしれない。そう思ったのは兄弟たちだけではなかった。実に多くのドイツの友人たちが帰国とドイツでの治療を勧めるのであった。だが、その前にまずは当の本人の意見も聞いてみなければなるまい。そして、治療の場をドイツにするとなれば、大学の対応はどうなるのか、まず休職手続きをとってなのか…それも確かめなければならない。保険の問題もある。自費で賄えるものではない。それらの問題をクリアするためにインターネットで調べたり、夫の加入しているドイツの個人保険の約款をまず読まねばならない。読んでも今一つ理解できないことは保険会社にメールで質問する。その答えがまだ届いてもいないのに兄弟たちから、「それで、どうなったの?」と、電話が入るのである。まるでたこ足配線のこんがらがったプラグのような状況にいて、無我夢中で私は毎日の仕事を片付けようとしていた。リハビリに毎回同席することはもう無理があった。外から降りかかる問題を整理して、何が本当に必要であり、また具体的にできることなのか、それを見極めるのが先決であった。何よりもまず、ドイツ語か日本語か、そのどちらの言語を優先して取り戻す必要があるのか。それを考える必要があった。

ドイツの治療か日本の治療か

〈一二月二日〉

今日は院長先生と言語聴覚士を交えての面談があった。部分的には私も同席して見ていた「標準失語症検査」の結果が「判定不能」との話であった。この言葉を「判定不可能なほどにめちゃくちゃに壊れてしまっている失語状態」と私は受け止めたから、さすがにがっかりした。

実はブローカ失語症かウェルニッケ失語症かなどのタイプが判定不能ということであったのだが。日本語は共通の文脈があれば、主語を言わないで済ますことが多い。医療関係者の間では当たり前に通じることなのかもしれないが…。素人はこんな誤解もするのである。

そして、いよいよ今後の治療を復職もからめてどうするかの話になった。大学の方はまだ欠勤扱いになっている。リハビリ病院を退院してすぐに復職という可能性は全く考えられない。このような場合、まずは休職扱いになるのだろうか。回復の見込みがないとなれば、退職を選ばざるを得ないのだろうか。院長先生もドイツでの言語治療を考えていらした。首をかしげながら、「ドイツに行っての方がいいのかもしれませんねえ」とおっしゃる。ドイツ語と日本語の両方をどのように言語リハビリで回復させていくのか誰もわからない、だいたいドイツ語も日本語も二つ共にと考えるのが間違っているのかもしれない。ドイツ人なのだから、まずは何はともあれ母語のドイツ語のリハビリをドイツで受ける。その方が理にかなっているような気もする。だが大学を辞めて母国に帰るという選択をしたとしても、これからの生活をどうするのか、その未来図が私には描けなかった。

もともとは日本で定年を迎えた後はドイツに帰ると考えていた私たちであったが、その考えを変えて家を買ったのも、子供たちが日本を定住の国と選んだからだ。しかも、あくまで七〇歳まで働くのが当たり前の前提となっていたのだった。私たちが作り上げた生活の場は日本である。そして夫の思いは今日も変わらぬ大学への復帰である。職業言語は日本語。となれば日本で、日本語の言語リハビリを受けること、これしかないのではないか。ドイツ語も日本語も両方を同じように再び手にするのは理想である。だが、まずは職業言語の日本語の回復を最優先に。たぶん、ドイツ語は自然に戻るのではないか。そんな楽観も私にはあった。このような結論に達した今日の面談であった。入院の時期はだいたい三か月ぐらいになるだろうとの話であった。大学の教務課にこの結果をメールで報告した。

ことのほか寒い冬になった。病院では言語リハビリが週に五日、そのほかに身体リハビリや作業療法、子供たちや療法士が付き添っての散歩もプログラムに組み込まれて、入院ならではの規則正しい毎日が進行していった。言語リハビリには私も時々は顔を出して参観していた。

初めは分量が少ないと思うこともあったが、やがて増え、文章読解の課題も与えられるようになった。ただ、常に同席しているわけではないからか、リハビリの内容も夫の出来具合も、進歩と言えるものがあるのかどうかよくわからなかった。またどのような基本方針があるのかは見えてこなかった。この時期、私は夫の日本語の回復については、あまり関心を寄せるゆとりがなかった。降りかかる事務処理に追われ、疲労の現れなのか、毎晩のように胸苦しさに襲われ不整脈が出、私までが循環器科の外来に通う身になっていた。夫の三か月の入院は、私が何とか事務処理を終えて当たり前の日常のリズムを取り戻すために必要な時間でもあったのである。

一方夫のドイツ語に関しては大きな進展があった。ＯＡＧドイツ東洋文化研究協会のドイツ人のメンバーやボランティアが、ほぼ毎日お見舞いに来てくれ、会話の相手を努めてくれたのだった。このドイツ語のお見舞いはびっくりするほどの効果を現した。見舞いに行ってドイツ語で話すたびに、私は夫の失語症を忘れていることが多かった。話の内容は、見舞客のことや病院のリハビリのこと、散歩の道でドイツ料理のレストランを見つけたとかの単純な生活会話ではあったが、言葉は滑らかに出てくるのだった。

だが、ドイツ人の友人でも回数を重ねて夫と話す機会の多い方は、それなりの内容のある話をしていたらしく、それが必ずしもうまくいくものではないのを私より身近に感じ取っていたようだ。生活言語を超える、ある内容を持った会話がうまく運んだ日の夜などは、その友人から私に嬉しい電話が入るのだった。「今日、久しぶりにご主人と話したら、すごく進歩していました！　ずいぶん話したんですよ。奥さん、元気出して頑張りましょう。きっと彼の言葉は戻ります」。夫と職場を共にし、また同じ研究協会のメンバーとして親交のあった友人として、いや、Ｔ先生はそれ以上の親密さでリハビリ病院の初めの時期からその後もずっと、ぴったりと夫の失語症に、そして私の心細さに寄り添って歩んでくれた人であった。

いつもと違うクリスマス

師走の街にクリスマスの彩りが美しかった。いつもの年ならこの季節、スパイスクッキーの香りが家中に立ちこめ、クリスマスオラトリオの曲が流れて、晴れがましい祝祭が近いのを告げているのだった。日本に生活し、その文化の中で子育てをしながら、このドイツの祭りは我が家ではしっかりと守られてきた。キリスト教の信仰の篤い家族だからというわけではない。クリスマスはドイツにあっては何よりも家庭の祝いであり、日本でいえばお正月にたとえられる。家族の絆をあらためて思う大切な祭りである。クリスマスを待つアドヴェントといわれる四週間、私は夫の里で姑が焼いていたように、この季節にだけ作られる八種類ほどのスパイスクッキーやレープクーヘンを準備する。どんなにそれが面倒な家事であっても、一年に一度のこの台所仕事の傍ら、私はドイツの親類を思い、友人を思い、今は亡き人たちを思う。それは私にとって懐かしく人を思う大切な時間なのだった。そして何よりも、地球のどこに住もうと「家族のいる所、それが自分の故郷」と言いきる夫のためにも、その故郷を守るのは私の役目であった。

それが、さすがに今年は間にあわない。ドイツの友人からは、お助けのスパイスクッキーとレープクーヘンが送られてきていた。病院にいる夫は一日一五〇〇キロカロリーという減量食に縛られていて、カロリーボンベと言われるクッキーは食べられない状況であった。まあ、今年は例外だ。そう思いながら、でも病院への見舞いの折には、私も子供も必ず一つか二つのクッキーを荷物に忍ばせた。スパイスクッキーの食べられないアドヴェントなど考えられない家族なのだった。

〈一二月二四日〉

夫は一晩の外泊許可をもらい、家庭でのクリスマスが実現した。

子供たちが成人してからプレゼントは親から子への習慣をやめて相互に贈りあう形になっていた。一つ三千円以内というたいした額ではないから、相手にぴったりと合って喜ばれる品を見つけるのは結構大変である。気がつくと家族は一年中贈る相手の好みを探り、品物をあれこれと思い巡らして、クリスマスの喜びに向けて準備をするようになっていた。プレゼントがダブってもいけないから本人に知られないようにお互いの情報交換も活発になる。アイディアが出ない時は、助け合う。イヴの晩餐よりも、むしろその後のプレゼントの方が楽しみで、ツリーの下に積んであるプレゼントの山に気が惹かれて、食事のスピードが速くなったほどである。

今年はだが、皆それどころではなかった。クリスマスツリーもない。それでも娘だけは家族皆のプレゼントを用意してくれていた。いつもながらのセンスの良さがこんな非常事態の時にさえ遺憾なく発揮されていて、家族の賞賛を得ることになった。娘はちょっと得意そうでもあった。夕食はささやかに豚の鍋焼きローストにした。前の晩に焼いておいて固まった脂をとったり、付け合わせの野菜もバターを使わずに何とかそれらしい味にしたてた。デザートは仕方ない、ドイツから送ってもらったシュトレンをそのまま出した。

ドクターストップがかかって飲めなくなったワイン、だから食卓にはワイングラスもボトルもない。コルクを開けて、少し味見をしておもむろに頷いて、さて家族のグラスに注いでいく。この家長の食卓の儀式のないのが私には一番寂しいことに思われた。当たり前の家族の日常に一つ欠けたものがある。ただそれだけなのだけれど、それは大きな喪失の感情に結びつくものであった。だが毎日、少量、減塩のそれも和食ばかりの病院食をがまんして食べている夫にとっては、こんな程度の晩餐でも大きな喜びであった。何よりも家族が一緒のクリスマス、それが実現できたこと自体が一番大きなお恵みであった。

夜九時を過ぎるとドイツの親戚や友人からクリスマスの電話が入り始めた。私は取り次ぎだけにして、電話を全て夫に任せて聞いていた。ところどころで言葉に詰まったり、表現がぴたりと決まらないような箇所もあったが、酔っぱらって帰宅した時の言葉よりはるかにましな、それは普通のドイツ語会話であった。

ドイツの祭り――日本の祭り

ロコバント　エルンスト

ドイツの最も重要な祭りはクリスマスであり、ドイツ人の家庭である当家がこの祭りをしっかりドイツ風に祝うのは当然である。また、日本国籍を併せ持つ子供たちや日本人の妻もいることからして、日本の最も重要なお正月をきちんと祝うのもしごく当然なことであろう。この二大祭日を終えると一月には息子と私の誕生日が続く。ドイツでは誕生日は子供は勿論、大人にとっても大切な人生の祝いごとである。日本に住む以上、この土地の福の神やら鬼にもおつきあいして節分がすむと、もうお雛さまの登場。さて、四月前後には陰暦によるイースター（復活祭）も忘れてはならない。イースターの日曜日私は夜明けとともに起きて、前日妻と二人でこっそり色付けした卵を庭に隠す。「イースターの兎」が産んだとされるこの卵を探すのは子供たちの最大の楽しみであった。

今、子供たちは兎の卵の正体を知り、一緒に卵の色付けを手伝ってくれるが、庭での卵探しが続いている。

さて、次は端午の節句と続くのだが、鯉のぼりを使い古して、今は柏餅と菖蒲湯だけで省略するようになった。しかし、五月には妻の誕生日がある。この頃ともなると妻は祝いごとに疲れて、自分の誕生日をさぼろうと企むのだが、いや、それが大切なのは前述した通りで、また子供たちの大きな楽しみでもあるから、やはり祝う。九月の娘の誕生日を省略しないのは勿論である。

ドイツにも、元々日本にもなかったバレンタインデーとかホワイトデーは無視したいのだが娘は倍返しを当てにしてチョコレートをくれるのでそれもできない。二つの文化圏にまたがって生活することは祭りの倍増を意味し、男、子供にとって大きな楽しみであるがそれを支える主婦にとっては、負担のようである。

二つの文化圏の祭りはしかし、単に数が増えるだけでなく、祝い方にもずれが生じてくる。クリスマスを例にすれば、ドイツ風にはツリーはイヴの夜になって初めて居間に飾られ、一月六日（東方の三博士がキリストを初めて礼拝した日）まで残しておく。日本でそれをやると、ツリーと門松が不協和音を奏でる。それだけではない。子供たちにとっては欲しい時にツリーはなく、つまらなくなってきた時にはあるという具合で納得しない。そんなわけで、ドイツのクリスマスも我が家にあってはだんだん日本化されてきた。私も負けずに年越しにはそばを食べ、日本酒とあわせて、ドイツ風シャンペンも飲む。

そして今、アドベント（クリスマスを待つ四週間）の季節にもうツリーが日本風に飾ってあろうと、娘の上手なピアノと息子の下手なリコーダーが古き懐かしきドイツのクリスマス曲を奏でると、全体の雰囲気には本物とのずれがあるからこそ、その分一層強い幸福感を覚えるのである。

（産經新聞　一九九三年一二月一九日 掲載）

第二章［二〇〇六年］

退職か休職か――診断書の語るもの

〈二月一日〉

お年越しもお正月も何とかこなして、あっという間に一か月が経った。本来ならば年内に片付けておくべき仕事がそのままになっていた。大学の件である。大学はまだ欠勤扱いになっている。夫は自発的に大学と連絡を取ろうとする意識もなかったし、自分で連絡がとれるほどに言葉が回復してもいなかったから、それは発病以来ずっと妻の役割になっていた。しかし大学の組織というものを私は全く知らない。ただ教務課からの指示に従ってことを済ませていくのみであった。

問題は、休職が許されるのか、それとも退職となるのかであった。

身体機能はかなり回復している。ドイツ語の戻り方も順調である。リハビリの成果で、最近は日本語も簡単な会話はできるようになっている。しかし職業生活に必要な日本語は数か月という単位で回復するものでもないらしい。だいたい失語症に完治はないという。配置転換によって復職が可能な職種ではない。専門の研究と、何よりも教室で使える日本語を取り戻さなければ復職の可能性はゼロである。そんな状況でそもそも休職ができるとは思えなかった。いっぽう夫は、休職はやむをえないとしても、その後の復職は当然であり、退職などは全く論外と考えていた。いや、夫が「考えて」答えを出していただろうか？　リハビリ病院に入院して以来、夫の頭の中にあるふてぶてしいほどの楽観主義に私は戸惑うことが多かった。何かおかしいのである。言葉を失った絶望感も研究者としての挫折感も全くなく、ただ、復職だけが当然の予定として頭の中にガンとして存在する。

身近にいる妻としては、何としても性急な職場復帰だけは避けなければという思いであった。私は教務課宛にこの現状説明と復帰について大学の担当者に話す機会が得られればとのメールを送った。

この時点で、私は大学の出す答えは「退職」しかないであろうと考えていた。中途半端な大学側の理解で「休職」して、後でもめることことのないように、充分に説明をして話し合ってそのうえで答えを出してもらいたかった。だが、大学からは「出向く必要はない」との回答で、この対応に私はいたく失望した。失語症患者のかかえる問題点を雇用する大学側にきちんと説明したうえで納得のいく返事を得たい。また、「職場復帰」を当然としか認識できない夫に、「復帰不可能」という現実を私の言葉ではなく職場との接触によって知ってもらいたい。それは必要とも思われたし、また私の切なる願いであった。

大学への手続きとしては、診断書と休職願いを提出することになっていた。担当医のM先生は診断書を作成し、別紙として以下の文書を書いてくださった。

診断書添付書面（平成一八年二月一日）　ロコバント　エルンスト氏

一　退院時の状況予測

1　右片不全麻痺について——右下肢の運動麻痺は極めて軽度で、通常の活動・歩行には支障なし。右上肢は運動麻痺も軽度であるが、しかし、手指の動きには制限があり、特に細かい作業や書字には問題が残存している。

2　失語症について——発症当初は、発語はできず、コミュニケーションは問いかけにYES／NOを表出するのみの重傷失語症であった。現在は中軽度失語症レベルまで回復し、言葉に詰まらなければ簡単な会話では、障害を感じさせないこともあるほどである。即ち話すことや音声レベルの理解は軽症に改善しているが、漢字の理解や書字関連作業の改善が悪く実用的状態ではない。（以上日本語について）

3　ドイツ語について——本来言語であるドイツ語の理解・発語・会話などについてご家族や友人の協力を得て、ほぼ毎日ドイツ語を用いた会話の時間を確保して刺激し回復を促してきた。当院ではその能力について確実な判定はできないが、言語療法時やリハビリ訓練時にもドイツ語が流暢に語られることが多く、本人にとって外国語としての日本語よりも、使いやすい言語であるようである。奥様、友人からの証言もこれを裏付けている。

二　復職について期待

1　本年四月からの復職について――現状の回復状況では、九〇分のドイツ語授業（初級クラスであっても）を実践することは難しく、脳に対する負荷も大きすぎると考えます。

2　復職への方策――失語症は、発症から早期の回復への速度は大きいが今後は緩徐になっていきます。従って、本年四月以後、慣れた自宅と大学研究室の環境で、人々とのコミュニケーションを体験する中で必然的に行われる努力が、実践的なリハビリとなります。これらの実践の中で、具体的にご本人の失語症という問題が浮き彫りになり、周囲の方々の理解も深まり、援助の方策も明らかになります。このことから、四月以降、まず、大学研究室に出かけ無理せず徐々に環境に慣れることからはじめ、次いで、友人教員の主催する授業に参加する機会を得て、授業のイメージと実践を体験するように努め、不足する部分を如何にして補うかなどの問題解決を図っていただき、その上で、実際に授業を担当できるか否かを判断いただくのが妥当であろうと思いますので、是非、以上のような段階的評価の機会を提供していただきたいと存じます。

担当医

先生はこの添付書類で、休職の意味を明確にしてくださった。いきなり退職という結論を出すのではなく、その結論を出すために必要な意味ある時期として休職を位置づけてくださったのである。私はこの診断書を教務課に送った。説明をする機会と話し合う場を得られなかったことに私のわだかまりがあった。だから、この添付書類は大学の関係者にきちんと読んでもらいたかった。読んでください！　私は祈った。

一年間の休職決定

〈二月七日〉

教務課から返信があった。一一月二四日を起点日として、休職は一年間となるという内容であった。何ともあっけない結論である。私が考えすぎていたのだろうか。しかしこれは失語症をかかえての職場復帰には理想的なセッティングであった。今年の一一月二三日までは言語リハビリに励んで、その過程で本当に職場復帰ができるのかどうかを見極める。そして復帰が実現した場合も、法学部が通年教育であるため、即、授業を担当することにはならない。どのような仕事が与えられるのかわからないが、実際に授業を担当するのは来年度四月からでよい。つまり、その日に向けての「慣らし復帰の期間」という願ってもない機会を与えられたのである。ほっとして、感謝して、私は書式にならって「休職届」を書き、それが正式に受理されたのであった。

一年間の休職が認められた時、夫の喜びは最高頂に達した。「大学は自分を必要としたのだ。自分の復帰を大学が求めたのだ」と。「そうではないの。まだ、復帰が約束されているわけではないの。一年間の休職をして、リハビリをやってその結果、授業できるまでに回復したかどうか、チェックして初めてそこで復職かどうかが決まるのよ。だから、今年は精一杯リハビリをやっていかなくてはいけないの」。教壇に立てる状態にまで自分を整えること。そのためにこの休職期間で足りる保証はないという現実を夫は全く理解できていない様子であった。夫の喜びの言葉を妻がどんなに切ない思いで聞いたのか…それにも気づいてはいなかった。

リハビリテーション病院の退院は二月二六日と決まった。入院の後半は毎週外泊許可も下り、自宅の生活に戻る準備練習になった。そのほかに病院では、リハビリの一環として散歩の折のちょっとした買い物の練習とか、電車に乗って街へ出かける練習もあり、親しいお仲間もできてお茶を一緒にする楽しみもあった。さらにドイツ料理を夫が作るなどという面白い企画もあった。その日、午後病院に出かけてみると、すでに夫の作った「シュワーベン風ポテトサラダ」ができあがっていて、その出来具合に夫は興奮気味であった。タマネギのみじん切りも「みじん」に切れてはいなかったし、ピクルスも薄切りどころか、ぶつ切りではあったが、そこに再現された味はまぎれもないドイツの味であり、記憶がまだらに失われていたり、すぐ忘れるという記憶障害の中で、この味にたどり着くレシピを思い出して作ったことに私は驚いた。夫の脳の中に生きている「故郷の味」。そして日本語のリハビリと並行して続けられたドイツ人との会話によって取り戻したドイツ語。まずは、夫の人格を支えるドイツ人としての土台が回復し始めている。そこが安定すれば、日本語の獲得は「再学習」に似たプロセスをたどれるのかもしれない。

だが一方、ドイツ語によって支えられた人格の土台が、必ずしも安定してはいないという印象も拭えなかった。過剰ともいえる元気が感じられた。病院で手厚く守られていて、規則正しい生活であれば、疲労感がないのは理解できる。だが、そのようなものとも違う何かである。失語症者は自分の失語状態を知った時、多くはその現実に打ちのめされ、鬱症状になるとも聞いていた。それが夫の場合には全く現れることがなく、むしろ常にハイな状態に見えるのである。

もともと楽天的な性格であり、自信家でもあった。しかし失語症の病を得たからには、これからの人生をそれと向き合って歩んでいかなければならないのだ。そのためには何をどうしたら、そしてどう生きていけばいいのか。そのような視点が全くなくて、脳の中にあるのは揺るぎない「復職」への確信だけである。

日本語のリハビリにしても、一応与えられた課題をやってはいたらしいが、それ以上の努力を自主的にしようとは全く感じていないようであった。それが何か不思議でもあったし、どこか傲慢な印象を与えてもいた。関心は常に自分の研究テーマに絞られていて、この一年の休職も、まるで研究休暇を得たかのように思っていた。授業ができるまでに日本語が回復するのかをもっぱら気にする私に「授業？　そんなものは練習などいらない」と応える。全く噛み合わないものがあった。

M先生との最後の面談があった。中軽度といわれる回復の実態を正しく知るのは医師と言語聴覚士と妻であり、この三人が「これから」の危うさを一番胸に重く受け止めていて、その横で一人自信に満ちて「これから」の希望に燃えているのが夫であった。

鬱の谷間に落ち込んでしまうより、このポジティヴな思考の方がはるかに幸いであるのかもしれなかった。だが、私は不安で寂しかった。ドイツ語がかなり戻ったにもかかわらず、二人の間に失語症という病気に共に関わっていこうとする思いの共有がないことが、頼りなく悲しく思われたのだ。「また、どうしようもなくなった時、この病院に再入院をさせていただけるのでしょうか」。すがるような思いで聞いた私にM先生はイエスともノーとも答えてくださらなかった。「その時にはまた、考えましょう」。

脳神経外科の急性期治療のおかげで夫は命を救われた。リハビリテーション病院の三か月も、本人にとってはもちろんのこと、家族にとっても貴重な実りのある経験であった。なのに、退院の際に家族の心を襲うこの心もとなさ、寂しさは何なのだろう。

そして、何よりも私の心に寂しく思われたのは、発病以来夫から私に向けて一言の「ありがとう」の言葉もなかったことであった。

ドイツに一〇年余りの年月を暮らして、私はドイツ人の生活の中にある「ありがとう」の言葉の多さに驚くことが多かった。あらためて礼を言う場合だけでなく、日常生活の小さなことにさえ、「ありがとう」の言葉はあふれていて、それが家族の生活の中でも心地よい潤滑油のような作用をしていた。夫は日本に住むようになっても、「感謝の気持ちは思っているだけでは伝わらない、言葉にして伝えなさい」、そう言って子供たちを育てたのである。それは夫が最も大切にしたドイツ風礼儀作法であった。もっとも、この古き良き礼節も最近のドイツには当てはまらないらしい。「ドイツでは、ドイツではって言って育てられたけど、今のドイツに生活してごらん、日本の方がずっと細やかだよ!」ドイツ留学の後、娘はちょっと恨めしそうに、我が家の「ドイツ式しつけ教育のやりすぎ」を批判したものではあった。そうなのかもしれない。だが私たち親の世代は自分たちの暮らしたあの当時のドイツをそのまま生活の基盤として日本で暮らしているのであった。だから、その文脈でいけば、なぜ一言の「ダンケ！」がないのだろうと妻は思う。夫の脳は、まるで全てを一人で司る力があるとばかりに、暴走している感があった。私たちはドイツ語で会話をしていた。思考回路は自然にドイツ式になるのではないだろうか？　ならば、「君のおかげで退院できた。よく支えてくれたね。本当にありがとう」。日本語に訳せば歯の浮くような、でも我が家の日常ではいたって普通に使われる感謝のフレーズがなぜ出ないのだろう。

二月二七日、退院の日。おひな祭りがもうすぐというのに春の兆しの一つも感じられない寒い日、やはり「その言葉」はなかった。

退院、週二回の言語リハビリ

〈三月一日〉

夫は驚くほど元気に退院後の家庭生活をスタートさせていた。

そして三月一日は四か月前に急性期治療を受けた脳神経外科病院の再診日であった。入院の時の担当医に会うのも久しぶりである。リハビリテーション病院を退院したことや三か月のリハビリについて報告したが、適度な緊張が発話に良い状況を作るのか、先生とも言語聴覚士とも会話の全てを一人でこなしていた。構文的にも安定した文で受け答えができている。リハビリ病院での後半はドイツ語の安定に比べて日本語は量・質においてかなり劣っていて、これからの道の険しさを思わせるものがあったが、この日は驚くほどの出来映えであった。

心配していた言語リハビリは、この病院で週二回の枠をもらえることになった。病院が家の近くになって、私も再びリハビリに同席する態勢が整った。これで腰をすえて夫の「失語症」と歩みを共にすることができる。リハビリ病院を退院する時のあの心細さが吹っ切れるような、ほっとする出だしとなった。

こうして再び言語リハビリが始まった。

リハビリには宿題として毎回（A）名詞の絵と漢字を結びつけるプリント、（B）漢字にひらがなで読みを書くプリントがあり、これはさらに発展させて三個か四個取り出した単語の意味説明や短文作成にも使われた。そのほかに、（C）文の上の句が与えられていて下の句を一〇択の答えの中から選ぶ文章完成問題があった。この三点セットがずっと続けられていた。

ところで、この三種類の課題が同時進行で与えられるのが、日本語教師の私にはなかなか興味深く思われた。（B）の課題は、レベルを問わず新出漢字が出るたびにチェックや練習としてはよく使われるので、（C）の課題と同時に与えられても納得はいく。しかし（C）のような結構難しい課題ができるレベルの外国人生徒に、（A）のような課題を与えるだろうか。（A）は初級の最初の頃に使うこともあるが、何となくお遊び感覚であり、この段階はあっという間に通り過ぎていくものだ。つまり（A）は、物の名前（名詞）が消えてしまった失語症ならではの課題なのであった。

与えられた絵カードを見て物の名を言うチェックを見ていると、二〇問中一七問の正解を出すなど、回復の兆しが見えていた。「自動車」と「卵」の区別もつかなかった最初の検査のことを思えば、よくここまでと思う。しかし自由発話の場合には物の名前、つまり名詞は相変わらず出にくい。そ

(A)

2 - 4	月　　日　　曜日	氏名

絵と文字を線で結んでください。
（　　）の中に文字を書いてください。

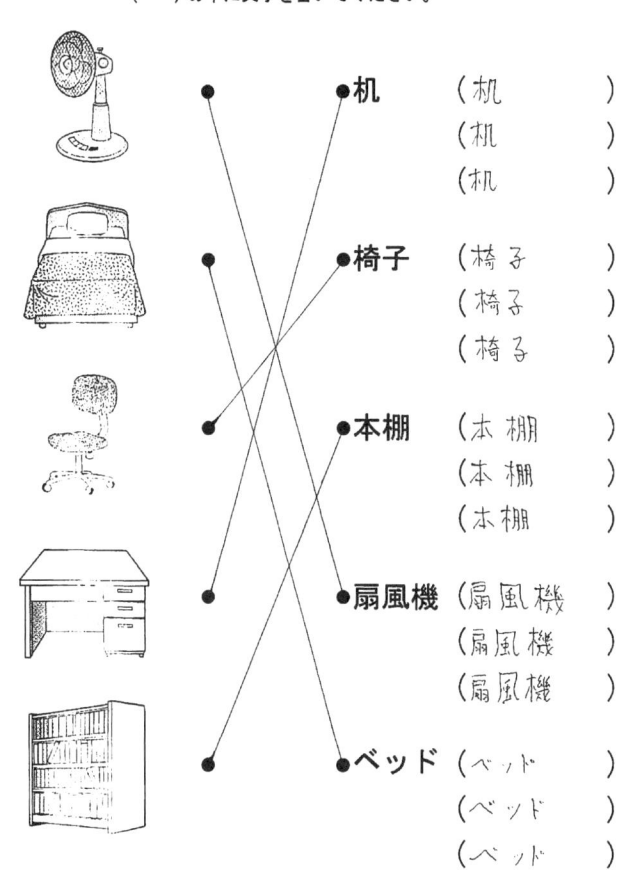

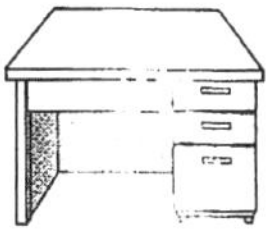

●机　（机　　　）
（机　　　）
（机　　　）

●椅子　（椅子　　　）
（椅子　　　）
（椅子　　　）

●本棚　（本棚　　　）
（本棚　　　）
（本棚　　　）

●扇風機　（扇風機　　　）
（扇風機　　　）
（扇風機　　　）

●ベッド　（ベッド　　　）
（ベッド　　　）
（ベッド　　　）

(B)

8 - 1	月　日　曜日	氏名

(　　) の中にふり仮名を書いて下さい。

睡眠	金網	一面
すいみん	かなあみ	いちめん
青虫	紫	妹
あおむし	むらさき	いもうと
昔話	神様	松茸
むかしばなし	かみさま	まつたけ
貨物船	無責任	里芋
かもつせん	むせきにん	さといも

(C)

4 - 5	月　　日　　曜日	氏名

（　　）の中に正しい言葉を下から選んで書いてください。

① 板前は包丁で（魚を上手に開く。　　）

② 少女は借りた本を（図書館に返却した。　　）

③ 二階の騒音が（階下に伝わってきた。　　）

④ エアコンが部屋の（温度を一定に保つ。　　）

⑤ 海外に流出していた絵画が（もとの美術館に戻った。　　）

⑥ インクがペン先から（紙の上に垂れている。　　）

⑦ 外野手が好守備で（チームを勝利に導いた。　　）

→⑧ 市役所は消費者の（家事を助けた。　　）

⑨ 彼は自分の子供を（弁護士にするつもりだ。　　）

→⑩ 娘は会社をやめて（苦情窓口を設けている。　　）

- ·6紙の上に垂れている。
- ·3階下に伝わってきた。
- ·4温度を一定に保つ。
- ·7チームを勝利に導いた。
- ·2図書館に返却した。
- ·1魚を上手に開く。
- 8 家事を助けた。
- ·5もとの美術館に戻った。
- ·10苦情窓口を設けている。
- ·9弁護士にするつもりだ。

れよりも気になるのが構文的な弱さで、頭の中に言いたいことがあっても、それを相手が理解できる文にすることができない。それに加えて喉の奥で弱々しく出される声。この三つの要素が相まって発話の質を貧しいものにしている。いっぽう、聴く日本語の理解については何ら危なさが感じられず、救いを得た思いがする。

日によって発話能力が激しく変動するのも失語症の特徴のようであった。いつが駄目でいつが良いのか見極めもつかない。さらに加えて、不思議なのは相変わらず夫に失語症の認識が全くないということであった。ある日のリハビリでは療法士から「言葉がもう少し出やすくなるといいですね」と言われ、助詞の使い方の間違いや、文が短すぎるなどの指摘があった。帰り道、夫は機嫌を悪くしていた。自分はそんなに問題があるとは思わない。充分に話しているではないか、間違いだって？こんな単純な課題で間違えるわけがない！というわけである。できない事実を本人は全く自覚していないらしい。これが大きな問題であり、日常を共にする家族にとって悩みの種となっていった。

家庭学習の試み

〈三月×日〉

日本語を私と一緒にやり直したいと夫が言う。絵と漢字を結びつけるプリントのような「子供っぽい課題」に不満があるようだ。急務なのは日本語文献を再び読む日本語能力であり、その練習をしたいと言う。自分からやりたいという自発性は初めてである。

確かに、犬、猫、牛、馬、猿の絵と漢字を線で結び、各々の漢字を（　）の中に三回書いて練習するようなプリントは幼稚な学習のように見える。ドイツ人の友人たちの中には、この種の課題を目にしてほとんど頭に血が上ってしまった人までいる。「子供じゃあるまいし、彼の日本語はこんなレベルのやり直しはいりませんよ！」と言うのであった。ただ、夫の発病直後の言語リハビリに同席したり、失語症の説明を読んでみれば、言語リハビリは決して日本語の「再学習」ではないことが理解できるのである。失語症のリハビリはある理論に裏付けられた専門の領域であろうし、素人の真似できるものではない。「再学習」であれば日本語教師の仕事の範囲であるが、脳に障害のある失語症に日本語教師の経験が単純にあてはまるとは思えない、手伝うつもりがかえってリハビリの足を引っ張ることになるかもしれないのだ。

ただ、週に二回の言語リハビリを言語聴覚士から受けることができる。専門的なリハビリは病院にゆだねればよいだろう。家庭学習の記録はそのつど聴覚士に提出して読んでもらうことができる。チェック機能付きの共同作業と位置づけて家庭学習をするのも意味があるように思われた。何よりも「壊れた言葉」の壊れ方をのぞいてみたいという私の好奇心は旺盛であった。どのように壊れたのか、どのように治すことができるのか。回復するならば、それはどんな道筋をたどるのだろう。

リハビリ病院の後半の時期には、課題として次のような文章読解も行われていた。

「東京を中心にした消費者が茨城県の山林を借り、牧場の経営をはじめました。安い牛肉を自分達の手で、という意気ごみからだそうです。当面は五十頭の飼育が目標です」

1　誰が牧場の経営を始めましたか
2　どこで始めましたか
3　当面の目標は何ですか
4　どうして牧場の経営を始めたのですか

この種の文章は予習課題として与えられ、夫は漢字の読み方や意味をネルソンの『最新漢英辞典』で引いていた。つまり、わからない漢字を引き、その読み方や意味を英語の説明で読む能力は早くから回復していたらしい。また漢英辞典を引く際には漢字の部首索引を使う。漢字を部首に分解して探す能力は脳の中で失われてはいなかったようだ。もしこれが失われていたら、前出の（A）のような一見子供相手のような予習課題でさえ自力で答えを見つけることは無理であったはずだ。脳の中に壊れながらも漢字を読む能力が残っていたことに気づいたのは発症後間もなくの言語チェックの折であった。だが脳に残っていたのはどうもそれ以上の「漢字検索力」であったらしい。

こうして予習して、それなりに理解したテキストはリハビリの時間に音読して、質問にも音読して答えていた。この課題がリハビリ上どのような意味を持つのかは知らないが、やり方だけ見れば日本語クラスの初級や中級の教材を使う授業とほとんど同じに思われる。リハビリ病院での「文章読解リハビリ」を引き継ぐ形で、二人で家庭学習を試してみてもよいのではないだろうか。そんなわけで、あらたに始まった言語リハビリのメニューは聴覚士に任せ、宿題も今まで通り本人に任せて、私は家庭で日本語教育の経験を応用して二人の授業を試みることにした。夫の希望は抽象的な言葉を多岐にわたって取り入れることであったので、日本語教育教材の中から『日本語表現文型中級Ⅰ』（筑波大学日本語教育研究会編）を選んだ。やり方としてはテキストの音読、内容理解や文法のチェックなどで、日本語教育の再学習と変わりない。

「表現文型」というのは去年の秋に家庭で音読と書写の練習に選んだ「基本文型」に対応するものである。「基本文型」はまさに文型だけの骨格のまとめであったが、「表現文型」はそれにさまざまな場面を想定した表現という肉がついている。さらに、骨と肉だけでは運用面に充分ではないから、筋肉トレーニングとしての練習問題が豊富についている。土台をきっちり固めるのは「基本文型」で、それに肉付けしてより幅のある表現に結びつけていくのがこの教材の編集意図である。

まず課題の本文が提示され、語句は別のページに漢字と読みがながまとめられていて、辞書を引く必要がないのは時間短縮に役立ち便利であった。また各課は「名・分類・定義」とか「過程・推移・経過」などの「表現の類型」によって文法テーマがまとめられていて、それも今の言語状況にとって取り付きやすいアプローチである。このようにして選んだ教材ではあったが、それはあくまで、日本語教師の経験の範囲で割り出したものであった。役に立つかどうかはわからないが、ともかくやってみよう。日本語教師をやって二十数年、今初めて私は失語症者を前にして日本語のレッスンを試みることになったのだった。

リハビリに同席して得る印象も失語症の現在を知るよい手がかりになったが、この家庭学習で私が得たものは大きかった。言語の壊れ方を具体的に見ることができたのである。それはまさに不思議の世界に分け入った驚きの連続でもあった。また外国人に日本語を教えてきた経験とははっきりと違う何かがあった。

〈三月×日　家庭学習〉

さっそく1課の「名・分類・定義」から始めることにする。

この課は「これは本です」に始まるいわゆる「名詞文」とその展開である。名詞の欠落が著しい今の言語状況において、名詞をたくさん取り込むには向いているように思った。さらに「季語とは、俳句の、季節をあらわす言葉である」のような「定義」の文型。「上京というのは、東京へ行くという意味です」のような意味の説明にすぐ使える例文もある。これは名詞を意味につなげる練習になりそうであった。加えてこれは論文の文体でもある。研究のための日本語を回復させたい夫の目的にもかなっていると思われた。課題の文は予習しないで、毎回初見で始めることにした。時間短縮のためである。

【課題文】

これは日本の雑誌です。

この雑誌は毎月一回出ます。

雑誌のなかで、毎月一回出る雑誌を月刊誌といいます。

これは「文学」という月刊誌です。

これは「サンデー朝日」といって、週刊誌です。

週刊誌というのは、毎週一回出る雑誌のことです。
これは「季刊民族学」という雑誌です。
季刊というのは、季節ごとに、つまり、一年に四回出るという意味です。

まず問題になるのが音読である。声が小さい。喉の奥で出すような不明瞭な音。「声をもっと出して！　前の方にパーンと出して！」手振りも加えて声を前に飛ばす練習。これは喉の筋肉の問題のようだが、それとは別に音質というか、トーンというか、いや、抑揚がないと言った方が当たっているかもしれない。何かが変わってしまって、以前と違うと思うことがよくある。

初めて読むテキストであるが、以前であれば何の問題もない簡単な日本語である。だから「えっ？　こんなに易しいテキストなのに、何でこんなに読み間違いが多いの？」と思う。「読めない」事実を受け止めるより先に、「何で？　どうして？」という疑問の方がむくむくと湧き上がってくる。それで間違いはそのつど訂正する。全文読み終えて再度読んでもらうとまた間違える。同じ漢字を再び読み間違えることもあるが、前には読めていた漢字も間違える。どうも訂正したことが役に立っていない。間違い方がまるで気まぐれである。

間違えた漢字やひらがなは単独であれば読めることが多い。だが文章として音読するとまた間違える。「ゆっくり、一つ一つ文字を確認しながら読んで！」音読は三回ほど繰り返し練習。だが、完全に読めることはなかったし、読みの滑らかさもなかった。

次は内容理解のチェックである。「サンデー朝日」は月刊誌ですかなどと、まずは「はい」「いい

え」の答えになる質問をしてみる。この段階での理解は完全であった。次いで、

1 「文学」という本は、雑誌ですか、単行本ですか。
2 「文学」は一か月に何回出ますか。
3 毎月一回出る雑誌のことを何といいますか。

などの一歩進んだ質問に移る。この質問は本人が音読してから答える形にした。ここでも読み間違いは頻繁に起こる。各質問とも必ず私が正しく音読してそれを聞き取る練習もした。私の音読を聞いて、「ああ!」と設問を理解することがある。音読に精一杯で、設問の理解にまでは行っていない感じである。

それで答え方であるが、1の答えとして「雑誌」と短く答えるのはできる。しかし「文学という本は雑誌です」のように文型練習を兼ねた完全な文としての答えを要求すると、大変難しいらしい。発話される文そのものが形にならない。2も3もそれぞれ「一回」とか「月刊誌」のように短く、正しく答えている。内容は理解できているのになぜ文を作れないのか、不思議なほどにできない。適切な単語が選択されない、文法の決まりに倣って単語と単語を結びつけて文を作ることが全くできていない。「質問文の中に答えの文型はあるよ」と教えるのだが、そのヒントが助けになるわけでもない。

〈三月×日　家庭学習〉

今日の文章題は一ページにわたる、「天声人語」よりの抜粋である。今までで一番の分量である。それぞれの文も長い。読み間違いはいつもの通り、さらに加えて読みの滑らかさがない。ごつごつと固まりごとに読んでいるのだが、その固まりと次の固まりとの意味関係が取れていないような感じである。ただひたすら目の前にある漢字とひらがなを拾って「音出し」をやっている。文が長くなるほど、読み方も意味をとって読んでいないのがわかる。手こずっている部分には次のような例があった。

ただ先生の説明をきく授業ではなく、身の回りの自然やすぐれた文学作品に接し、心をのびやかにすることが、長い目で見て子供の能力を大きく育てるはずだという主張がこめられている。

「長いから…わからない」と言う。はたして文の「長い」「短い」だけの問題なのだろうか。どれが中心の主語でどれが述語かもわかっていないのだと思う。

試しに「父が　書いた　手紙が　届いた」の例文を見せてみる。「父が書いた」も「手紙が届いた」も単独にはわかるが、かかり具合がつかめていない。これは複文の構造がわからないというテーマになるだろう。

主語・述語の関係が複数回登場する複文では、文の中心となる主語・述語の関係を見極めるのが先決だ。次いで主語・述語を含んだそれぞれの成分同士が意味的にどこへかかっていくかが理解の決め手となる。つまりそれが読み取れていないのだ。それにしても、失語症になる前は、どんな日本語文献も一人で読みこなしていた。複雑でどれが主語でどれが述語かと私でも何度も読み返すような文が、夫の読む書籍には当たり前の文体としてあったのに…。

「辞書の説明文のような短文であればわかる。長文となると三行ほど読んですぐ忘れるので、次の文への内容が続いていかないので難しい」と夫はよく言う。この記憶障害に加えて、構造的な文の理解もできていなかったのだろう。

日本語教師としては、ここで説明をすることになる。単文、重文、複文の例文をいくつか見せて、それぞれの文の構造をドイツ語で、ドイツ語文法と比較しながら説明する。これはもう、私のドイツ人相手の日本語授業と全く同じである。説明の理解は問題がなさそう…な感じ。だが、理解したからそれで運用できるかというと、これは全く別の問題である。たぶん、文法説明よりは例文の「音読」の繰り返しのような「筋肉トレーニング」的練習の方が脳の刺激として役に立つのかもしれない。だが、かつての私の生徒たちもそうであったように、ドイツ人はまず説明を求め、頭で理解することを最優先にする傾向が強い。夫も単純練習より文法の説明を求める知的理解の要求度が高い。

不思議な症状

〈三月×日〉

最近は毎日外出が続いて、かなり疲れているらしい。疲れは即言葉の出方に影響する。今日は午後からどんどん悪くなり始め、こんな日はドイツ語もひどく悪い。ドイツ語がある程度の安定を得たと思ったのはどうやら間違いであったらしく、これも日によって激しい波がある。品詞を問わず単語が出ない。語の選択の間違い、構文が決まらないなど。どうも、日本語、ドイツ語と誤り方のパターンは同じようである。夜九時、姉のクリスタがドイツから電話。初めの一語が出るまでが大変。ああ、やっと出た。でも意味のある文になっていかない。途中で私にバトンタッチ。「あんたたち、毎日の会話通じてるの?」という言葉にクリスタの驚きの深さが感じられた。「不思議なんだけど、あまり不自由は感じてないよ」「そう、ならいいけど」。納得していない声であった。電話の後はもう日本語、ドイツ語ともに全く用をなさない。こんな日は早く寝るよりほかに薬はないだろう。

〈三月×日　家庭学習〉

第1課に戻って課題文をもう一度読んでもらった。健常者のクラスでは、初見の音読と学習した後では明らかに読み方の質が変わる。これが今の夫には全く当てはまらない。読み間違いの量は相変わらずで、前回間違えた単語と今回の間違いの間に関連性は見られない。

夫は、「この漢字は読めなかったので、当てずっぽうに読んでみた」と言う。面白いのは「週刊誌」は「週休」と読み、「月刊誌」は「月給」と読んでいる。読めた漢字からの連想のような形で読みが出てくるらしい。

読み方の間違いも問題ではあるが、相変わらず発話の正誤の認識もないのが、家族にとっては何とも不思議で、困ったことであった。夫は「自分は正しい。そっちが間違っている」と言う。また「自分が言ったことが、何でそんなに伝わらないのか、相手が馬鹿かと思う」とまで言う。

もともと、夫の価値判断の基準には、自分の正しさ、正当さというようなガンとした核が居座っていた。学生時代から、読んでも理解できないような難解な書を読むと、「この著者は馬鹿だね。わからんことを書いてる」などとスッパリと切り捨てていた。理解できない我が頭をかきむしるような学究の徒のイメージは夫から最も遠い所にあって、悩まない分いつも朗らかで元気であった。

不思議なのは、頭の中に言いたいことが「完成文」としてあるらしいことである。頭の中だけでは言葉が語彙的にも文法的にも正しく働いて、思いを形にしてくれているのだろうか。思考は言語なしにはできないと素朴に考えれば、頭の中の完成文を支えているのは言語の健在であろう。ただ、その表出の道に不具合が起きてしまうというだけなのだろうか。不思議はそれだけではない。発話の不完全さを夫は認めることもできない。これは認知機能に関するテーマでもあるのだろうか…。いや、「失語症とは言葉にのみ表れた障害である」と本で読んだばかりではなかったか。認知障害などと勝手に素人が思ってはいけない。

失語症患者は、失語症状を自覚した時鬱病になるケースが多いという。夫は全く言葉が出ない場合に腹立たしそうに「ああ!」と膝を打ったりする動作は時折あった。だが一度として鬱病になりそうな気配がなかった。これを担当医も言語聴覚士も私も夫独特の明るい性格とか信念の強さとして受け止めていたが、最近私は違う見方をするようになった。つまり、本人に「間違った」という自覚が全くないわけで、本人は「我思う」ゆえに「我正しく話す」と信じている。だから鬱病になる理由もないわけである。

そんな経緯があったから、テープに録音し、再生して一緒に聞くことを始めた。これが一番効き目があって、「あれ？」と言っている。ということは一応間違いに気づくことはできるのだろうか？それなら、何で妻の指摘は認めないのだろう⁉

失語症になって以来、「この漢字はどう読むのか？」という質問が夫から全くないのを不思議に思う。職業柄古い文献や学術書を読んでいて読めない漢字に出会うのは当たり前の日常であった。だから読めない漢字はまずは私に質問することが多かったのにと思う。たぶん、今読んでいるような簡単なテキストは夫の頭の中では昔通り、妻に質問するまでもない易しい漢字として「読めている」のだろう。

〈三月×日　家庭学習〉

家庭学習は同じようなパターンで毎日続けられた。これは二人が向き合う貴重な時間でもあった。壊れた言語の修復という同じテーマを共有することは、私にとっては楽しいひとときでもあった。日々の家庭学習の中で出会う文法的に興味深い不思議はたくさんあった。その中でもことさら印象に残ったのが動詞の「〜て」型である。これは外国人用に組み立てられた「日本語文型」の一つであり、国文法で言えば、動詞の連用形に接続助詞「て」が連なるさまざまな表現形式である。

例えば、「本を読んでいる」「ドアが開けてある」「ドアを開けておく」「本を読んでしまった」「納豆を食べてみる」「朝ご飯を食べていく」「朝ご飯を食べてきた」など。進行の状態、ある行為の結果、意図、こころみ、完了等々とたくさんあるのだが、この形が夫の脳の中からごっそりと消えてしまっていたのだ。

最近、病院の言語リハビリに新しい課題が加わった。これは左に絵があって、その絵の説明になるように、あらかじめ与えられた（机、肘、つきながら、女の子、考えている）などの部分をつなぎ合わせて完成文を作る課題である。課題では述語はすでに「〜ている」として与えられているから、そのまま使えばよい。だが家で同じ絵を使って「この女の子は今、何をしていますか？」のような質問をしてみると、答えが「〜ている」になることが全くない。

答えは「考える」か「考えた」の間でいつも揺れている。文法における時称は日本語でもドイツ語でも奥深いテーマであるが、この「〜て」型が全く出てこないのは不思議であった。単純に「現在」と「過去」しか表現できない。日常の言語表現に表れる「今」と「後ろ」と「前」の点以外の、複雑で細やかな時間のひだの使い分けはどうして出てこないのだろう。ある出来事を時間の中の点としてではなく、「進行の状態」「結果の状態」「完了」などとして捉えることができていないように思う。

いっぽう「〜ている」に対応するドイツ語がどうかというと、特に気になるような間違いがあるようには感じない。そういえばドイツ語には現在進行形はなかった。現在形で処理してそれに「今、ちょうど」などの副詞を添えて「進行の状態」を表す。だから、「〜て」型が出ないのは、ドイツ語文法の日本語への置き換え現象の中で起きた問題なのかもしれない。

それで「質問の形は、〜ていますか、だよ」とヒントを与えるのもいつも通りだが、ヒントが助けにならないのも毎度のことである。リハビリの際にも、「〜て」型が出ませんねえ！という指摘はたびたびあったが、だからといって改善されるわけではなかったのである。

「時制」や「〜て」型というのは、日本語を教える教師にとっても学ぶ生徒にとっても、少々エネルギーを費やす文法テーマであるのは事実である。だが、このやっかいだが面白いテーマに関しては、夫から質問を受けた記憶がない。常に知的理解を最優先していた夫ではあるが、文法は「嫌い」な方であり、テンスとかアスペクトに関しては「習うより慣れよ」の道を選んでいたらしい。そして、「〜て」型に関して夫の日本語はほとんど完璧であった。

「〜て」型の回復状態に私がこだわるのは、経験的な思い込みもあるからだ。日本語教育のクラスでは、「〜て」型の一山を越えると、生徒たちの表現力、日本語能力は飛躍的に変化する。より複雑な表現への本当の一歩を歩みだすのである。「〜て」型を取り戻す手はないか？ これが戻れば回復の道のりは次のステップを踏めるのになどと思う。だから「〜て」型の意味を「進行の状態」と「結果の状態」の二点に絞ってドイツ語で文法説明をしたり、練習問題をやったりしてみたが、すぐに改善されるような手応えもなかった。

これはたぶん、回復に時間のかかる文法テーマであり、きっとやっかいな脳の壊れ方に関係しているのだろう。少なくとも「〜て」型に対応するドイツ語は問題がない。それで良しとして、いつ回復するかはわからないがともかく待とう。助詞の使い方などは毎日の「筋トレ」的な練習が何となく役に立っているような印象を持つのだが、このテンス・アスペクトの課題はそれとは何か質的に違ったものでもあるような気がした。積極的に攻めて練習するのではない課題。「待ちの課題」もありということか。

関係性、総合的判断力、まとめ機能

言語回復にも比較的早く進んでいくものと時間がかかるテーマがあるようだ。そんなことを考えるきっかけになったのが、一つは「待ちの課題」とした「〜て」型であったが、またあらたに気にかかったものがあった。「関係性」、「総合的判断力」、そして「まとめ機能」というくくり方のできるような一連の事例である。「〜て」型は練習のテーマとして特別に取り上げることは一切していない。ただ間違いを根気よく直すだけのことであったが、二年半ほどが過ぎるといつの間にか戻っていた。それに比べてここにあげた三つの回復の道のりは長く大変厳しいものがあった。脳のいったいどこの損傷がこのような問題を起こすのかと毎回不思議であったが、家族にとってこのテーマほど大変なものはなかった。それは「壊れた言葉」以上に「壊れた心」に関係するようでもあったからである。しかも、回復に時間がかかるだろうと思いながら、「待ちの課題」と腹をくくることができなかった点で、これは「〜て」型とはまた異質な問題であった。コミュニケーションの本質とは、必ずしも言葉によるものではないのではないか。それ以前に「心」も何か大きな役割を演じているのではないか…。そんなことを思うきっかけにもなった事例であった。

文法的な課題は、観察していると、扱うテーマにもよるがある程度の時間差でそれぞれ回復していくように思われた。これから大きなテーマとなって家族を悩ませる「関係性」だが、これも文法上のテーマとして見れば、一定の回復の道筋があったと思う。例えば格助詞などは比較的速いスピードで戻ってきている感触があった。

時々、私は数枚の言葉カードを使って文章作りの課題を出してみた。例えば「あなた」「部屋」「何」「あります」の四枚をバラバラにして卓上に置き、それをつなぎ合わせて文章を作ってもらうのである。助詞の穴埋め問題として「あなた（　）部屋（　）何（　）あります（　）」という課題を与えた方がはるかに易しい。そのような練習をたくさんしたうえで、時々思い出したようにカード遊びをする。すると、非常に時間がかかるのではあるが、脳はこの四枚のカードのそれぞれの関係がどうなっているかと考え始めるのだ。まさに試行錯誤といった感じでカードを並べ替えながら、間に助詞を入れていくプロセスは、単語と単語の間の統語的関係を探る視点なしには考えられない。こうした文法上に観察できる論理的「関係性」はいたって健全な印象であった。

だが、そのような回復とは関係なく、時が経つにつれかえって浮き彫りになってきたのが「関係性」を中心にするこの三つのテーマであった。周りの人への心配りができないとか、周りの状況判断ができない。つまりは「空気が読めない」感じでもあった。自己中心的で、全く非常識な考えを押し通すとか、まるで人格そのものが変わってしまったような現れ方があり、家族はそれに振り回されていった。「待ちの課題」としてのんびりと待つことができなかったのも、このテーマが深く「言葉」と「心」に絡まって現れたからであろう。このテーマに回復の兆しが見られ始めたのは発症後三年目が終わろうとする頃で、そこに行き着くまでにまだかなりな時が流れることになる。

〈四月×日　言語リハビリ〉

言葉の不備以前の問題があるのではないか。思考そのものもどこか壊れているのではないか。例えば今日のリハビリでもそんな印象があった。

「これはどんな絵ですか、説明してください」という課題である。居間にいる家族の情景画で、まず目についたらしい子供の描写に始まって、次いでお姉さんの電話に移った。しかしタバコを吸っているお父さんには目が行かない。目についた人物から説明を始めて、あるいは見落としたりして、絵の全体像にまとまっていかない。これによく似た課題を私も日本語クラスでやったことがある。ほぼ皆に共通しているのが、例えば、「これは、家族の団らんの場です」とか、「日本の家庭の休みの日の場面のようです」などと、まず絵全体の把握から始まる。次いで個々の人物の描写や説明をし、場面に描かれたその他の物などを指摘する。あるいは自分の感想などを加えていく。これが普通のドイツ人生徒たちの答え方であった。それと比べると夫の答え方の「普通でない」のが際立つのである。絵の全体像、つまりテーマをつかんで、そこから個別説明に移るというステップがない。それが、何か説明を大変幼稚にしている印象である。失語症になってから、夫の言葉の不備そのものに苛立つことは少ないような気がしながら、何か、心の底からがっかりしてしまうのは、このような例に出会う時である。夫を夫たらしめていた思考そのもの、あるいは主体、人格とでもいったらいいのだろうか。そこが壊れているように思う。だからこれはとっても気になる。

〈四月×日　家庭学習〉

今日もちょっと心にひっかかる例があった。

教科書の文型テーマは「存在・場所」である。「(場所) に (人) がいる」「(場所) に (物) がある」の基本文型は練習問題でもあまり間違いがない。答えを「はい」と「いいえ」で答える内容チェックを見ても、理解はできている。そこで、このテキストをふまえて「この人の部屋はどこにありますか、遊びにくる友人のために図を描いてください」という課題を出してみた。本文の該当する箇所は次のようである。

私の寮はキャンパスの南の外れに建っている。四階建てで、南に面している。私の部屋は304号室で、三階にある。部屋にはベッドや机や冷蔵庫などがある……

できあがった答えの絵を見ると、紙の上に平たく書かれた四角がひとつ。その四角の中に304とだけ描いてある。

「それだけ？」

「そう」

「もう少し何か付け加えることない？」

「ない。この人の部屋は304」

「どこにって聞いてるんだから、『どこ』がわかるように描いてくれない？」

「だから、ここが部屋で、304」

全く問題ない、これで正しいと本人は紙の上の四角を指して言うのだけれど。「その人の部屋」がどこかを示すためには、周囲との関係を示すことも必要なのではないだろうか？　大きくキャンパスを丸く描いて、その南の端あたりに寮を四角に描く。あるいは四階建てがわかるような立体的な描き方もあるだろう。そして三階にある304号室を目立つように塗りつぶしてもいい。そうだ、方角の矢印もあった方がいい。そんなことを言いながら私がスケッチを描く。

「こういうふうに描いたらわかるんだけど」

「僕のでもわかる」

そうだろうか…。何か総合的な判断力というか、関係をふまえて見る力というか…そういうものが欠けているように思う。

〈四月×日　家庭学習〉

まずは文法練習問題を一四題。「部屋（に）つくえといす（が）あります」のような助詞の穴埋め問題であるが、間違いは四つ。この種の問題はほかの課題に比べて進歩が目に見える形で速いと思う。

今日の課題は（花子さんのへや）と題した絵が一枚である。まず「これはどんな絵ですか、説明してください」を試みた。「これは花子さんのへやです」と大きな枠組みから説明を始めたのは、先日の指摘を本人が覚えていて意識的に使ったのかもしれない。そうであれば嬉しい。しかし別の問題があった。絵が稚拙にできていると、描写の「正しくない」ことに固執して「このような絵にある現実はあり得ない。ゆえにこの情景はそもそも存在しない」という論に発展してしまうのである。何が今求められているのか、それを周りとの関係で判断することができないと思う。だから子供っぽい判断、子供っぽい主張として周りの者に違和感を与えるのだ。

夜、ドイツの兄夫婦から電話があった。天気や健康状態といったお定まりの話題で始まったが、まずは単語そのものが出るまでが大変。「ヴ…」と唸りながら音を絞り出す。が、単語がせっかく出ても間違った言葉だ。最近、娘が転職して都心に部屋を借りて独立したことが、夫の伝えたいことであったはずだ。このメッセージは結局私が伝えた。退院してから一か月。ドイツ人の方たちのほぼ毎日のお見舞いがなくなって、ドイツ語の分量が減ったのは確かだ。母語のドイツ語は発病以来、最も早く回復していた。そのままさらに回復して安定し、そのうえに日本語の回復を目指すのが退院後の課題と考えていたが、母語といえども安心できる状況ではないようだ。

「失語症」という言葉に思いを巡らすことがよくある。「言葉が失われた…のか」と。そして、「失われかた」の多様さ、ひとくくりにできない壊れ方の複雑さにあらためて驚く。最近、私たちの会話はほとんどが私の日本語に対して夫のドイツ語という形で成り立っている。練習のためには日本語を常に要求するのが効果的なのかもしれない。だが日常生活の言語はともかく伝達することが急務である。仕方ないと思いながら、各々が自分の母語で話して、通じない時には私がドイツ語に切り替える方法でまかなっている。そしてこのような形であれ、何とか意思の疎通ができることに夫の失語症の運の強さを思うのである。

リハビリの宿題をする以外に書斎で何をしているのか聞いた。専門書をドイツ語で読み、自分の研究テーマについて考えているという。論文にまとめる作業はまだちょっと難しいが、考えることは問題ないのだそうだ。だから、日々の生活の質も研究に関しては失語症になる前とあまり変わらないという。それに「自分は病気の前もその後も、同じ自分であって、何も変わっていない。何でいつも変わったと言われるのか理解できない」とも付け加えた。変わっていないから、本来の自分が自分として存在しているのだから、嘆く必要もないし、鬱になることもないと…そういうことなのだろう。

〈四月×日　家庭学習〉

文章読解の学習はいつもまずは音読から始める。難しい文章ではない、漢字も特に難しくはない。だが、読み間違いは直らない。内容についての質問は、答えを単語だけで言うのはほとんど問題がなくなった。それで、質問を飛ばして、気がかりな全体把握の練習をやる。全体像をつかんで過不足ない答えができるかどうかのチェックである。

「〜て」型は「待ちの課題」としてしまったのに、この全体把握のテーマにはまだ私がこだわっている。なぜこんな程度の「まとめ」ができないのという疑問やら悲しさの方が勝っているのだろう。表現形式の文法、語彙の選択というレベルの問題ではない感じがいつもする。もちろん、表出面での不備はあるだろう。だが、思考そのものの不備もあるのではないか。

個別の質問には正しく答えられるから、その範囲で見る限り内容はわかっていると思う。ただ、この内容理解をふまえてテーマとしてまとめるのが難しいというのは、言葉の回復よりもっと気がかりな問題である。復職を問う以前にまず「考える人」としての回復がなければならないのだが…。

〈四月×日　言語リハビリ〉

最近どこかへ出かけましたか、というような雑談から始まった。ＯＡＧドイツ東洋文化研究協会の講演を聞きによく青山一丁目まで出かけているので、その話をした。ＯＡＧは在日ドイツ人のクラブ的な場所でもある。夫にとってはあまりに当たり前の場所ではあるが、それを知らない人に話すには一定量の説明がいる。だがそういう視点が全く欠けている。話す相手との関係をふまえて話せないから、内容が一方的になる。本人は相手に通じているつもりでも、実際はそうではない。夫が今かかえている失語症の、表に見える難しさはこういうことだとつくづく思う。

〈四月×日　家庭学習〉

今日の課の文法テーマは存在と数量である。

音読はいたってうまくいく。いつもの読み間違いの数が少ない。テキストが生活言語の範囲で易しいからだろうか。この課ではもっぱら、リンゴ一個がいくらで、鉛筆三本がいくらと、数量と日本語独特の一個、一本、一枚といった数え方がテーマとなる。このような語彙は意外とすんなりと口から出てくるのが面白い。ご近所の方と道で会って軽い挨拶を交わす時、夫に失語症があると思う人はいない。「やあ、どうも、どうも」とか「すっかり元気になりましてね、その節はどうも」などと上手に答えている。言いよどむことがないのだ。あまりに日常的でしっかり刷り込まれているパターンとか語彙があって、これらはほとんど自動的に反射作用のように出てくるらしい。家族の名前などもこのグループに属するのだろうか。

伝達する内容を頭で考え、まとめたうえで発話するような、意識の働く場合に最も激しく失語症状が出てくるのだ。それが夫の「脳の壊れ方」である。

ドイツ語と日本語の綱引き

〈四月×日〉

夫の言語状況は今難しい時期にあると思う。

急性期の目覚ましい回復がある程度進みそこで停滞するプラトーという時期に入ったのであろうか。それもあるのかもしれないが、むしろドイツ語と日本語がせめぎあっているような印象である。最近はドイツ語も「出にくい」状態が多い。時には構文的に怪しいかなと思う時さえある。

ドイツ語も日本語も揺れている点では変わりない。よってすがる確かな言葉のない日常である。二つの不安定な言語で思考し、コミュニケーションをはかる生活とはどんなことなのだろう。いつも頭から離れないのが、この「不安定な言語生活」への不安である。ドイツ語の比較的早い回復にほっとしていただけに、今になってのドイツ語の揺らぎには戸惑うことも多い。日本語も職業言語としては必要だが、母語に比べればあくまで第二あるいは第三の場所を占めているにすぎない。母語とは、もっと深い何か——存在の根本を支えているものなのではないか。そこが揺らいでいる。

実は二言語間を行ったり来たりの日常は、失語症者に限らず程度の差はあれ「不安定」と同居の日常のように思われる。一〇年間暮らしたドイツで、日本語が揺らぎ始めたのを私も経験している。

私は二言語を等価値で使いこなすことはできなくて、常に日本語を存在の根本に位置づけているらしい。ドイツ語に不自由を感じなくなるにつれ、日本人としてのアイデンティティを失うような感情に襲われたのだ。実に母語とは、その人格の根本をなしている精神そのものだと感じる。

夫が苦しむのではないかという心配が常に頭から離れない。だが、夫はたんたんと日々を過ごしている。いつも何かとても不思議な感じではあるが、それが救いでもあるのだ。

夫の失語症について、大雑把にバイリンガル失語症と書いてきたが、厳密に言えばバイリンガルの定義はもっと狭い。生まれてから学童期のあたりまでの間に外国語を母語とほとんど同等に獲得して運用している人をいう。夫は英語は一三歳から、日本語は二一歳から習い始めて、その後の生活及び職業言語としてドイツ語、英語と日本語を使用している。このような例は広義のバイリンガルに数えられる。厳密なバイリンガルとは違う多言語併用者である夫の場合、前にも触れたようにまずドイツ語、英語の順に回復していったような印象であった。そもそもドイツ語は初めの「残り方」が英語、日本語と比べて圧倒的な優位にあった。スタートの時点でこの三つの言語は決して同じ条件ではなかったのである。

その後のリハビリの仕方も同じではなかった。ドイツ語に対してはドイツ人による積極的なお見舞いによる会話と、夫自身による毎日の読書という継続的な時間投資があったが、言語リハビリのような専門的な治療があったわけではない。英語は毎日の英字新聞を読むことや漢英辞典を引くこと、BSニュースを見る以外には何もしていない。つまりほとんど読む、聞くという技能しか使っていないが、その限りでは充分に用を足す回復を見ることができた。言語構造の近さが幸いしたかという感じである。

専門的な治療を受けられたのは日本語だけであって、そう簡単に甦るというわけにはいかないものの、リハビリを受けたればこその進歩は明らかだと思う。発症以来、どの言語がどのように壊れて、またどの言語がどう回復するのかは常に私の大いなる関心事であった。リハビリテーション病院の三か月間、目覚ましいドイツ語の回復が見られたのには、もちろんスタート時の優位や、お見舞いや読書の効果もあるのだろう。だが規則正しく指導された日本語のリハビリも大いに役に立ったのではないかとの印象が強い。言語構造は異なっても、絶えず繰り返される日本語リハビリが日本語・ドイツ語を問わず言語の回路の修復に役立ち、また良い意味での言語間の干渉を起こしているような感じであった。「良い意味での言語間の干渉」とは、あくまで印象にすぎないのではあるが、夫の場合の日本語の習熟度の高さが何か大きな役割を演じている…そんな感じであった。それぞれの言語が脳のどの位置にしまわれているかについては諸説あるらしいが、日本語はあくまで母語ではない。にもかかわらず母語の引き出しにかなり近接した場所にしまわれていたのではないだろうか。その意味では英語も同じで、三つの言語は結構近い場所を脳の中に占めていたのかもしれない。だから毎日のドイツ語の刺激は英語にも日本語にも影響して、毎日の日本語のリハビリはドイツ語にも英語にも良い影響を与えた…と。

日本語のリハビリを受けることで、三つの言語は助け合い手を取り合って回復への道をたどっていたと感じていた、そして今もそう思っている。だが、退院してまだわずか二か月であるが、ドイツ語と日本語に限ると、回復の仕方にあらたな展開があった。退院の当初はドイツ語の回復はかなりなものがあると思っていた。だが、家庭に戻ってドイツ語の刺激が減り、それに代わって日本語のリハビリ、家庭学習、日常の日本語の量が増えるにつれて、ドイツ語が不安定になっていったのである。日常生活で容赦なく日本語に取り囲まれるという言語環境が大きな負担を脳にかけていたのかもしれない。とりわけ目立ったのが、二言語間のスイッチ切り替えである。相手が日本語で話していても、ドイツ語で発話を始めてしまうと、なかなか切り替えることができない。二言語間の切り替えがうまくいかないケースは何も失語症者だけではなく、例えば全くの英語環境にいて、他の言語へのとっさの切り替えがうまくいかないのを経験している人は多いだろう。しかし相手に「ドイツ語になってるよ」と指摘されないと自分では何語で話しているのかわからないのは健常者の場合には起きないと思う。さらに、やっかいなことにドイツ語も日本語も言葉が出る日、出ない日がいつなのか、どんな条件の下にそうなるかの見当もつかないのである。

こんな日もある

〈五月×日　言語リハビリ〉

いつものように雑談から導入。数日前ドイツから友人夫妻が訪ねてきて、数年ぶりの再会を喜んだ。その日のことを夫が報告した。

あの日は素晴らしい五月晴れに恵まれて、日野駅に友人らを迎えてその足で多摩御陵に向かった。天皇制は夫の専門分野である。どの程度案内役ができるか、期待も不安もあった。ここしばらく、ドイツ語も日本語も共に出方が非常に悪い。いつもと違った刺激が良い作用を及ぼしてくれたらと願っていた。果たしてその日、夫のドイツ語は実に滑らかで、案内の話も面白く、「失語症」と聞いて覚悟して訪ねてきてくれた友人たちを大喜びさせる結果となった。つい昨日まで、あんなにたどたどしく話していたというのに！　だから、このような日があるとまるで奇跡かと思うほどに心が弾む。リハビリの毎日もこのような奇跡によって慰めを得、明日への力を得ることにつながる。

今日はでも、あの日に「脳力」を出し切ってしまったせいか、話の内容が今一つまとまらない。ずっと気になっている「まとめ機能」がさらに低調である。出来事が前後の脈絡なしに、また時制の区別もなく飛び飛びに語られると、「いつ」「誰が」「誰と」「どこで」「何を」したかのレベルでわからない。言語聴覚士は初め何について話されているのか理解できなかったと思う。先生はいつも通り想像力を発揮して、あれこれと質問をして、その答えから正しい文を作り上げてくれた。このような波の激しさも失語症にはつきものなのだろう。晴れる日、曇る日、土砂降りの日…あり。

日本語に関しては、文の構造的な弱さ、つまり文法にのせて言いたい内容を表現することができないのが、脳神経外科病院で再びリハビリを始めた時点での最大の問題であった。最近は、家庭学習で使用している教材の、文法問題の正答率が上がっている。設問の意図の理解もほとんど手助けなしにできるようになってきている。つまり、紙のテストで測れる内容については三か月でそれなりの進歩があった。しかし残念ながら、この「進歩」が日常のコミュニケーションの場で発揮されるまでにはなっていない。さらに、文章題の内容を短くまとめる場合に、ずばりと中心に的が定まらず、周辺をなぞっている感じであるが、このような話し方は日常的なコミュニケーションでも頻繁に認められる。これもまた相互の理解の支障になっているだろう。

　脳にどれほどの負荷をかけたらよいのか。それが今一つわからない。あらたに問題となった二言語のせめぎあいも、日常生活の日本語、病院と家庭での言語リハビリと、日本語が脳にかけすぎた負荷のせいでもあるようだ。適度な脳の休息、適度な刺激、このバランスをとるのが難しい。

職場訪問

　天候不順の夏であった。蒸し暑さにうんざりして、ドイツ仕様の脳がその働きを鈍くしたのか、職場から離れた休職者の家庭生活に慣れたのか、何としても大学に復帰するという執念が以前に比べて弱くなったような感じがある。脳は何となくとろんとしている。このまま失語症の日常に慣れていって、その延長で復帰は自然と無理になっていくような感じでもあった。興奮状態にあった脳がちょっと落ち着き始めて普通に近づいてきたのかもしれない。

　言語リハビリは週に二回、家庭学習も同じメニューで毎日続けられていた。言語状況に劇的な変化があるというものでもない。波の上下の差程度の変化を追っていく日々である。だが、あるきっかけが夫の脳にあらたな活力を吹き込んだようであった。


〈五月×日〉

　午後、大学の同僚のN先生がいらした。久しぶりの最も親しいN先生の訪問は夫にとって嬉しい刺激になった。会話のテーマは当然大学で、大学となれば復帰の問題へと進展する。先生とはドイツ語だが、日本語と変わりないわかりにくさである。こんな回復の状況でいったい復帰が可能なのだろうか、そんな現実を一番身近に理解してくださっているのが先生である。

先生は、夫にご自分の来年度の研究休暇を三年後の夫の研究休暇と取り替えようと提案してくださったのだ。だが、N先生にしてみれば、それによって狂ってくるご自分の研究計画があるはずだ。そんな犠牲を払ってまでの親切なお話であった。でも、一年余分に休職すれば日本語が十分に回復して復帰できるという保証は全くない。手術をして傷が癒えるのに一か月、その後のリハビリと体力の回復を得るのに一か月、だいたい復帰は二か月先あたりでしょうなどという診断が付けられないのが失語症である。お気持ちだけを嬉しくいただくことにした。

楽しい午後であった。夫の話し方に勢いが感じられる。規則正しいリハビリ中心の生活も大切であるが、刺激を与える同僚との会話、職場につながる具体的な会話が気分を高めるのが見ていてよくわかる。生き生きとした夫の顔を見るのも久しぶりのことだ。やはり、一一月の復帰を目指して励むことにも意味があるのだ。何かよどんでいた日常に一つの風穴があいた。

〈五月×日〉

N先生の訪問は思いがけない元気を夫に与えてくれたようだった。それは倒れてから初めて実現した職場訪問と授業練習によってさらに強められた感があった。失語症の夫に大学で初めて具体的な行動の場が与えられたのだ。これを病院のリハビリと家庭学習にあらたに加わった三番目のリハビリと私は位置づけている。
倒れて数か月ぶりの大学訪問の日はちょっとした興奮の一日であった。大学への道を覚えているだろうか。電車を乗り間違えないか。二時間弱はかかる道のりは体力的に大丈夫であろうか。私も一緒についいて出かけた。心配は杞憂に終わった。大好きな職場への道である。何の滞りもなく、いつも乗るドアの位置に立ち、乗り換えの地下鉄の乗車位置も完璧、全て最短距離を歩いて無駄なく乗り降りをしている。最寄り駅を降りてから大学への道は歩みが速い。講師控え室に到着。先生方の驚きの笑顔、笑顔、そして挨拶。次々と声をかけられ、「いやあ、おかげさまで、もうすっかり元気になりました」。よどみなく答えている。そう、これは挨拶言葉なのだ。これは問題ない。いったい誰が夫の失語症を本当の意味で理解できたであろう。実に見えない障害なのである。その後、ドイツ人の同僚T先生の提案で先生の「再履修クラス」の授業を二人で参観した。授業の感触を一日でも早く取り戻すためにはありがたい機会であった。教務課長さんにもご挨拶して、復帰についてのいくらか具体的な話も聞けた。素晴らしい一日であった。復帰への期待に胸をふくらませた元気いっぱいの夫の姿があった。

練習授業開始

〈六月三日〉

「試し授業」初日である。同僚のT先生が、授業に戻るための練習にと、ご自分のドイツ語初級の再履修クラスを練習の場として提供してくれたのだ。再履修のクラスは前の学期に単位のとれなかった学生に再学習の機会を与えるわけで、学生たちはドイツ語の知識ゼロではない。その方が夫にとって少しは楽ではないかと、先生はそんな配慮をしてくださった。授業の内容は「何でもよい、何かドイツについて話す」というのがT先生の案であった。まあ今の話題として「ワールドカップ」などが扱いやすいかなと思っていた。だが夫は「ドイツと日本の憲法比較」をするつもりであった。発病前に授業で扱ったプリントがあるし、「いつも扱い慣れた」テーマだから、いたって楽にできるはずと言う。それは当然無理な話だと私は反論する。

だが、本人はできると信じて疑わない。憲法学には疎い妻が何で自分の授業内容にまで口を差しはさむのだ、「君は語学教師だ！　僕の専門は憲法だ！　関係ない！」と発展する。結局私は夫の友人に頼んで夫のプレゼンテーションを聞いてもらうことにした。その日、かつて自分で書いた日本語のプリントを手に、さて話そうとしながら夫は一言も発することができなかった。「プリントに頼ることはないから、頭の中にあることをまず話してみてもいいから」と促してみる。だが、全く何も出ないのである。フリーズしたというのが一番当たっている。夫はちょっと驚いた様子ではあったが、「これは止めよう、別のテーマを探す」と言ってこの件は終わった。しかしだからといって、夫がこの失語状態に「何か変なことが脳の中で起きているらしい」と思うこともなかったのである。それがまたさらなる不思議であった。

そんな経過があって、今日はクラスで扱われている文法テーマ「名詞」についてやることになった。学生たちは教科書を頼りに何とか話をたどることができるだろう。

授業の始まりにT先生が夫の病気休職について話し、復帰に向けての練習をする旨を短く説明。私なら「失語症」とはっきり言って、学生に「壊れた言葉」の実体験への心の準備をさせたのだが。

授業が始まってまず、「ロコバントです。以前、私の授業に出席していた人はいますか？」と、うまく始めた。三名ほどの学生が手をあげた。たぶん、彼らは今の夫の発する言葉から、明らかな「病気」の影響を感じ取ったであろう。学生数は三〇人ほど。語学教室の半分ほどが埋まる人数である。その教室の最後列に私が座って、チェックするのはまず声である。声は低く、音量が乏しく聞こえにくい。

しかし名詞の説明はまずまずの印象である。授業を長年してきた経験が生きているのだろう。ただ学生に練習問題を与えることが全くなく、一方的な説明だけに終わってしまったのが惜しい。驚いたのは、右手で板書ができたこと。「家事もリハビリなのよ」といくら促しても、「肩と手首の痛みはまだとれていない、麻痺もある」と言って全く手伝ってくれなかったのではないかしら。自分の職場のためなら、痛い手も肩も動くのだ。夫は一五分ほど話した感じを持っていたようだが、実際は五、六分であった。初めて学生の前に立ったにしては、良い出発であると思った。もちろん、一人だけの授業として成り立ってはいない。あとはT先生が夫の扱ったテーマを補足、発展させてくれて、学生にとっても夫にとっても良いまとめ役をしてくださった。こうして支えられ、導かれての一歩、一歩がある。

手書きの文とパソコンの文

〈六月×日　言語リハビリ〉

文章完成課題の七択が一〇択に戻ったり、手書きの作文をパソコンで書き直すなど、リハビリの内容に多少の変化があった。

絵を見て作文する――文章を作ってその場で書くという課題

わかものはベンチにすわって、タバコをすい、そしてますますたかくなるきつえんについて思う。［タバコがどんどん値上がりするのを考えている］

漢字を書くのは苦手で、ほとんどがひらがな書きになっている文章。だが、言語聴覚士から最近は文章が長くなったとのコメントがあった。あらためて絵と文を見比べてみると、確かに男の人がベンチに座っているとかタバコを吸っているというだけではなくて、人物の顔の表情から読み取った別の情報が入っている。ほかの絵にしても、どれもが律儀に絵にある全ての要素を取り上げて文を作り上げた感じがある。作文一つに要する時間は五分ぐらいとのことである。

さて、手書きの作文をパソコンで打ち直す課題である。キーボードの操作は脳梗塞の後しばし忘れていたようだが、最近は間違いながらも使い始めていた。

A　おとうさんは、しんふんをよみ、タバコを　すうながら　おくさんがしんはいしている。

B　お父さんは　新聞を読みタバコを吸うながら、奥さんが心配している。

手書きの場合（A）はほとんどがひらがなだが、打ち直した文（B）では漢字変換されて、その分日本語らしく見える。

そして、元の文では「しんふん」や「しんはい」となっているのが、「新聞」「心配」と正しい漢字に変換できている。なぜなのだろう。

気をつけてみると、この手の不思議は「おようさん―お嬢さん」「ひこし―引っ越し」「へいや―部屋」「ろどうしゃ―労働者」などと実にたくさんある。間違った仮名を書きながら、どうして漢字は正しく変換されているのだろう。だが夫にとっては不思議でも何でもない、頭の中に単語の「正しい音」はあるのだから、その音の通りにローマ字で ojousan と打ち込む。変換して出てきた漢字をチェック。それだけのことだ。つまり自分で書いたひらがなを打ち込んでいるのではないのだった。ひらがなが間違っているのは頭の中の「正しい音」に該当する「正しいひらがな文字」が書けなかったというだけなのだ。君だって、ドイツ語でちゃんと発音しながら、スペルを堂々と間違ってることが多いじゃないかと言う。なるほど。でも、音をそのままローマ字打ちができるのは、日本語の音が母音の a・i・u・e・o のほかに ka・ki・ku…という子音プラス母音の単純構造によっている幸運がある。ドイツ語の場合はそうはいかない。音だけに頼って打ち込むと正しい綴りにならないことが多い。最近、夫はドイツ語も音だけに頼って打ち込むのか、結構スペルの間違いが多くなっている。viel を fiel と間違えたり、つまりｖもｆも音は同じだが「たくさん」の意味ならｖ

と綴らなければならない。この種の間違いは倒れる以前にはなかった。

それにしても、変換された漢字の中から正しい漢字を選択できるのは、頭の中に正しい語彙とそれに対応する正しい漢字が生き残っているからだということになるのだろうか？ そうだとすれば、嬉しい。

音読の楽しみ

〈六月×日〉

最近は夫が多忙である。ドイツ人との交遊も豊かで出かけることが多い。家庭学習は減るが生活の忙しさは嬉しい。言葉の実地訓練の場が豊かに与えられているわけで、リハビリの時間に話す話題も自ずと増える。話すきっかけも作りやすいのだ。老夫婦二人、静かな日常に話さずとも通じてしまったりすると、失語症の回復もちょっと遅れるのではないだろうか。

忙しくても一人でできる練習は何かないだろうか。思いついたのが『脳を鍛える大人の音読ドリル』のドイツ語への応用である。毎日一ページずつでも本を音読してみるのはどうだろう。夫はこの種の「努力」は最も「好みに合わない」と言うのだが、私自身これをやって意外な効果を感じている。日本文学の作品からの抜粋をただ毎朝一人で音読するだけなのだが、読むごとに文章の持つ力に元気を得る感じがする。頭が目覚めて心が瑞々しく動き出す。

私たち夫婦のように二文化、二言語にまたがっての生活をしていると、無意識のうちに精神生活は二つの価値観の間で揺れて不安定になるのかもしれない。そして言葉も揺れているのかもしれない。母語の音読は、「言葉の決まり」などに気をとられることなく、言葉に無条件に心をゆだね、支えられる安心感を与えてくれているのかもしれない。母なる言葉の力を思う。

夫の日本語リハビリは復職に向かっての最優先課題であるのだが、同時に母語に対するケアも必要なのではないだろうか。毎朝の音読がもたらす心の安定。同じものを夫もドイツ語の音読によって得ることができるかもしれない。この提案にある程度は夫も納得したのか、数日前から一人で音読を始めた。本は *Preussen ohne Legende*（邦訳『プロイセンの歴史―伝説からの解放』）である。夫の心のルーツが生まれ故郷のプロイセンにあることを私はよく感じてもいたから、この夫の選択に納得するものがあった。この本は非常に面白く、また著者ハフナーの文体が良い。今日、「音読はどう？」と聞くと「うん、とっても良い」という答えが戻ってきた。少なくとも一週間は続くことを祈ろう。

手紙を書く

〈七月×日〉

一昨日、リハビリテーション病院のお仲間の一人Hさんからお中元の「すもも」が届いた。三か月の入院を共にして、その後もお互いに電話をしたり私が手紙を書いたりしてお付き合いが続いている人だ。リハビリを兼ねてお礼状を書くことを勧めた。できあがったのがパソコン仕上げの次の手紙である。

Hさま、一昨日の大きなかつ全然期待しなかった贈り物は、深く感謝しています。今は三個のスズモノしか残っていなくて、しかも僕の胃に納めているのです。スズモノは美味しくて、食べやすいのでこの結果になった。（今度はお歳暮は何を選ぶかは楽しみです。）

本当にどうも有難うございました。

言葉を失ってから九か月である。幼稚な表現ではあるが、意味が通じる！　しかも何か夫らしい喜びも伝わってくる文である。回復しないと言われた日本語が、この程度に用を足すことができているのに驚いた。手紙を書くのに一時間かかったと言う。文を作ることよりも、「お礼状」の言葉の意味がわからなかったので、それを考えるのに時間がかかったのだそうだ。

「お礼状」の意味がわからない？　夫の失語症に毎日付き合いながら、時々不意打ちをくったように感じるのがこの種の例である。そんなことまで忘れちゃったの？　と私の脳は反応する。だが、このお礼状の出来映えに私はとても満足した。「お礼状」が何だかわからないと言いながら、それでも一時間かけて「お礼状」の体裁と内容の通じる手紙にまで行き着いた過程がある。そこまで脳が時間をかけて働いて、結果に結びつけてくれたことがもう凄いことだった。このお礼状はそのまま直さずに私の手紙に添えてHさんに送った。

夜、T先生から私に電話があった。毎週の「授業練習」を提供してくださった先生である。私は初回のみ参加していたから、その後の経緯を知らせてくれたのだ。

T先生の授業練習も今学期は今日で終わりであった。「確実に一歩一歩前進していますよ。今日は二五分間授業ができました。ドイツ語の例文も、日本語の説明も充分に学生に理解できるところまで来ています。来学期もまた継続しましょう。奥さん、あんまり真面目に頑張りすぎないで、でも日本語の方のサポートは頑張ってください。一緒にやりましょう。きっとうまくいきます。希望をなくさないで。それから、運動はもっとさせた方がいいでしょう。体力あっての授業です」。

先生の声が明るく弾んでドイツ語の音と正しい文が私の耳に心地よく響いてくる。夫が失語症になってから、当たり前のドイツ語への飢餓感があった。かつては当たり前に家庭にあった健康なドイツ語が崩れた。日常の意思伝達にそれほどの苦労があるわけではないが、不安定な言語状況が心に及ぼす何かがあるようだ。ちゃんとしたドイツ語に飢えている。それは元通りの夫を再び取り戻したいという思いなのでもあろう。

予習を手伝いながら見えるのは「まだ足りない、ここがおかしい」という面ばかりなのだが、教室ではここまでの進歩が見えたのだ。それを知らせてくれたT先生のお人柄の温かさが嬉しかった。T先生からいただくサポートにはいつも、失語症を病む本人はもとより、それを支えようとじたばたしている家族への配慮までもが伺われるのだった。

何がわからないのかわからない課題

〈七月×日　家庭学習〉

夫には「子供っぽい」と不評な絵と漢字の照合課題（59ページ）に並行して、リハビリの一〇択の文章完成問題（61ページ）が脳神経外科病院でリハビリが始まって以来ずっと継続されている。

ところでこの文章完成問題は、問題なくできてしまう時と「全くお手上げ」の時と、かなりばらつきがある。夫もそれが何となく腑に落ちない。加えて正解であっても、夫にしてみればまぐれの域を出ないのである。「何となく」「それらしく」思われる文を選んで、その結果当たったり外れたりということである。

今日は宿題二枚のうち、一枚は問題なく楽にできたのにもう一枚は「全くわからない」ので、一緒にやってほしいとのことであった。見比べてみたが原因はつかめない。二枚ともに同じ程度の内容であり、文法的な難しさにも差がない。漢字の量・難しさや音読の際の読み間違いも同じ程度。夫は「なぜ一枚は簡単でもう一枚はわからないのか」が知りたい。さらに「この問題は何を目的にずっと続けられているのか」も知りたい。夫らしい疑問である。だが、いつものように誤答を解題して間違いの理由を説明して納得とはいかない質問である。文法とかの言葉の決まりでは説明しきれない、もっと別の深い理由がこの「わからなさ」にはあるように感じる。日本語を母語としないゆえのどうにもならない部分が投影されているのではないか。結局は一文ずつドイツ語に訳して文の意味を説明したのだが、労多くしてあまり意味はなかったかもしれない。日本語を母語とする患者にとっての日本語リハビリが、夫のようなケースにそのまま当てはまらない例と考えてもいいのだろうか。日本人の日本語とは当然日本文化そのものであり、また母語としての膨大な蓄積である。その当たり前の前提を持たない外国人が夫なのである。

〈八月×日〉

普段の生活で当たり前のように家族の間で交わされる会話を、夫はいったいどの程度理解しているのだろうか。時々反省を込めて思う時がある。また「理解」と一言でいうが、その意味することは単純ではない。読むことによる理解と聞くことによる理解とは区別する必要があろう。また夫の側だけの「理解」に焦点を合わせることも間違いであろう。不備な失語症者の発話を聞いて、その発話の不備にまで思いをよせて相手の意図を理解しようとする努力を家族はしているだろうか？「理解」というのは、患者と家族の双方が抱え込んだやっかいなテーマである。まずは、私たち家族が当たり前にわかっていると思っている前提そのものを疑ってみるのも必要なことなのかもしれない。日常の会話でも、一息の間を持って相手の発話に対応する、つまり、発話の意図を探るひと手間。それも大切なことなのだ。

〈八月×日　言語リハビリ〉

病院の言語リハビリの導入はいつも「日常会話」で始まる。「お元気ですか？」とか、「最近は、何か変わったことがありましたか？」とか、「あれ？　陽に焼けましたね」といった、ある意味他愛ないお喋りである。実はこれがとても重要な役割を果たしているのを毎回見ていて感じる。いつも思うのは「話しかける」ことの大切さである。発話に関して患者は失語症を病むゆえの「受け身」であるから、何はともあれ周りが発話のきっかけを作る必要がある。家庭でも、家族が黙っていれば本人が口を開くのはまれである。その「静けさ」に、「だから失語症なのだ」と感じ入ることも多い。と同時に、常に家族の側から話しかけなければいけないというのも、かなりなストレスである。「何で、私がいつも話す役割なの？」と、日々の不自然な会話にうんざりすることも多い。でも、これも大事なリハビリなのだ。そして、発話があって初めて記憶障害の現状、表現の量、そして質（文法、語彙など）の今の姿が見えてくる。特に気になっている、誰が誰と何をしたか、何がどうなったかや、時制の区別がいまだにできないと実感できるのも、この「日常会話」の中である。だから、これも疎ましく思ったりしないでやっていこう。そう思い直すことができるのも、このリハビリの時間の導入会話のおかげである。

宿題のチェックでは、短文作成の場合あらかじめ書いた文の方が話す時よりも文の完成度が高いという指摘があった。話す時にも、まず書く気持ちで文を作り、それを発話することを意識的に行ってみるとよいのでは、と言われた。ただ、常に感じるのが「意識的」な関わり方が何につけても薄いことだ。意識が前に向かって発信されていないというか、他人任せというか…。まだ、脳がとろんとまどろんでいる感じがする。

それにしても、今日の絵を見て作文する課題ではなかなか面白い文章ができあがった。

わかい女せいはショクを受けて、自分ですてたバナナの皮ですべりこむ。［若い女性は自分で捨てたバナナの皮ですべって、ショックを受けた。］（行為の説明順序が逆になっている）

しゅふが自分のまぬして、花のしおれたすがたを心配している。［主婦がしおれた花を見て、自分の姿も同じようだと思って嘆いている。］

この同じプリントについてはドイツ語でも作文を書いた。同じ絵でも全く問題ない説明文であった。行為の説明順序も正しかった。ドイツ語ならば正しい文章ができるのを確認して、ほっとする。

近頃の問題

〈八月×日〉

前へ前へとひたすら突き進む毎日である。発信されるいろいろなことに目を見張ったり、感動したり、失望したりする日々の、目につくことを記録していく。最近は私が腹が立ったり苛立つことが増えている。そんな時は記録を見る。日常の混沌を整理して頭を冷やすのに少しは役だっているかもしれない。見返せば、そうか、そんなふうであったかと、少しは何かが見えてくるような気にもなるのだ。スイッチバック、急勾配を登る登山電車の方法だ。バックしながら見ると今来た道が違って見える。バックしながら、それが後退にならず、結局は高みへと登っていくのだ。そんな役割をこの日々の記録が担ってくれているのならば嬉しい。

日常的な会話がうまくいっているわけではない。むしろ発話に関してはドイツ語と日本語のせめぎ合いが相変わらず顕著である。適語が選択されないのはいつものことで、それによって意図が通じないことが多い。言いよどむことも、全く言葉が出てこないのもよく見られる。これがドイツ語、日本語を問わず共通に現れていて、ドイツ語の方が日本語よりはまだましではあるが、母語の安定という感じは消えてしまっている。

だが、「言葉の回復」を狭くとらえれば、確かに快方の道をたどっているように感じる。病院で与えられるプリントや家庭学習の教科書の課題には確実な進歩が見られると思う。

日本語がぽつぽつとした単語の並びだけでなく「文」にもなった。内容はともかくとして、また文法的にも問題はもちろんあるが、文を作る状態が後退することなく続いている。この進歩が一番印象的である。名詞の欠落、助詞の間違い、動詞の活用の間違い、時制の間違い、自動詞と他動詞の区別がつかない、使役や受動態などはまだまだ。数え上げれば切りなく次々と「できない」例をあげることはできる。しかし、不完全な文にもかかわらず何となく意味が通じることが多い。意味が通じない場合も、間違いの理由をたどることができる場合が多くなったと思う。そこに私は希望をつないでいる。大学での授業練習にも進歩の見えた学期であった。リハビリ、そして家庭学習をやり続けていくことに意味がある。これは、本人も教える側もひたすら忍耐のいることなのだが、やり続けること、それに尽きると言えるだろう。

最近になって少し意識的に扱うべきと思うテーマが漢字である。一番目立つのが、音読の際の、不治の病にも似た読み間違いである。教えたから正しくなるわけでもないから、これも結局は「待ち」のテーマに属するのかもしれない。漢字は「非常にわからなくなっていた」あるいは「完全に消えた」と夫はよく言う。漢字の問題点は夫によれば以下のようにまとめられる。

(a)読み方がわかっても意味がわからない
(b)意味がわかっても読み方がわからない
(c)全く記憶から消え失せている漢字がある——まるでアラビア文字のようにただの模様のように

しか見えない。

(d)以前ならば知らない漢字に出会っても文脈の中で「たぶんこの意味だ」と類推できたり、その漢字の部首から意味を類推して当てることができた。この類推機能が失われた。

(e)しかし、漢字を部首に分解して漢英辞典を引く能力はかなり多くが失われずに残っていて、そのおかげでリハビリの最初から宿題プリントを自力で予習できたのは幸運であった。

こうして並べてみると、漢字に焦点を合わせた学習もしたいと思うが、まだ方法がよくわからない。私が学校で習ったように「練習」して「覚える」というのも、失語症の場合は当たっていない感じがする。今はまだ個々の間違いをそのつど指摘して直していくだけである。

最近の問題はむしろ生活面に現れた諸々の困った事例である。周りとの関係を考え、それをふまえて行動するのが難しいのはもう前にも触れたが、それが家族との日常でますます増えてきている。妻の側が不満に思い苛立つのは、日々の生活面でも自発的な行動が全くないことである。例えば家事への参加。家事労働ほど効果的なリハビリメニューはないとよく思う。風呂洗い、床の雑巾がけ、洗濯物を高い竿に干すこと、季節の変わり目に高い天袋に手を伸ばして重い布団の入れ替えをすること、庭の草取り、そして決まった日の分別のゴミ出し、日に三度の食事の支度。全く、段取りを考えて身体を動かすことは数限りなくあるのだ。こんな家事を毎日少しずつ手伝うことで、身体の機能も脳も訓練されると思う。夫は「言えばやる」と言うのだが、これがまた問題なのだ。「お風呂の掃除はあなたの仕事よ、お願いね」という頼み方では全くらちがあかない。「今、お風呂の掃除をしてください」と言って見張っていればやってくれる。不思議なのは、たかが風呂洗いと思うのだが、見ているといると何か手順がおかしいというか、つじつまがあっていない。時々は、風呂桶を前にして、ただぼーっとして立っている。「そろそろ始めてね」と言うと、ガスの設定ボタンを押してみたり、押せるボタンは全て指で押してみたり。「お風呂湧かすんじゃないのよ。まず洗ってから！」びっくりしてつい声が一オクターブ上がる。「やってる！」「違うよ！」「命令するな！」確かに私が命令して監督して、とっても不自然な構図ができあがる。

夫に言わせれば、家庭生活の全てが「できない」ことばかりである。電球が切れた。「取り替えておいてね」と妻は言うが、「どうすれば取り替えられるのかわからない」から、実行できないのだと言う。雑巾がけは「床に膝をつくと痛いからできない」のだ。「やり方がわからない、痛いからできない、それはできない事実への正当な理由である」と言い張る。「自分の論理は至極真っ当である」と結論づける。このパターンほど苛つきの元になるものもない。できないなら「どうしたらできるか？」と身近な家族に質問する。そういう働きかけがない。「知らない、できない」という事実だけが動かしようのない正しいものとして脳中に居座っている。

時々、私はこれを脳の戦略なのかとも思う。つまり、意識しようとしまいと、壊れた脳は凄まじい負荷にさらされる日常を送っている。まともに常識の範囲で動いていたらパンクしそうな疲労の中で、やらないという省エネの手段をとって休んでいるのかもしれない。

あるいは自分の「できない事実」に気がつくところまで脳は回復してはいないという問題なのかも。自分の今を客観的に意識化できていないから、できないなら人に質問しようという学びの一歩も踏み出せないのかもしれない。

この思考回路ともつながっているように思われるのが、自分の行動、言ったこと全てに対する確固たる自信である。自分は失語症だから、ひょっとして間違ったことを言ってしまうかもしれないとの自覚はまだ全くない。リハビリの自由会話では時として全く話が通じない場合がある。「う……ん」、思わず先生と顔見合わせて二人で唸ってしまう。いったいどう直したらよいのか？だが夫は自分の言葉が通じていないとは思ってもいない。私たちが「別の意見を持っている」と思っている。「僕は失語症です」と言う時、本人の意識ではそれは「僕は風邪です」と言うのと何ら変わらないものであるようだ。脳が壊れているのだから仕方ないと思える日は、私のエネルギーがまだある日である。そんな日がどんどんなくなってきている。

夫が脳梗塞の後遺症をもちながらも「生きている」という現実。時折、何かのきっかけで深い感動として湧き上がる。だが、普段の生活ではどうだろう。「生きている」からこそのくびきのようなものに囚われている自分がある。外見的には健常者と同じように元気に見えるだけに、かえって求めて、求めすぎてしまう姿勢が家族の側にあるようだ。奇妙な論理、何か不自然な幼稚に見える行動面での問題。これらは復帰した職場で、どんな誤解を生むのだろう。言語の回復はある程度の進展を見せている。だが、それで授業が本当にできるのか？　そこまでの回復の明るさは見えていない。このままでは復帰には間にあわない。家庭学習の仕方を変えた方がいいのかもしれない。

ドイツ語への飢餓感のようなものが日増しに大きくなっていく。何かまともなドイツ語にどっぷりと浸りたい気持ちを抑えることができない。まともなドイツ語を話すべき主のドイツ語が不安定になっている。私はドイツ語ネイティヴではない。夫婦の会話の多くがドイツ語という日常ではあったが、私が間違いながらも不自由なくドイツ語を話していられたのも、夫の安定したドイツ語に心理的に支えられ、受け止められていたからだ。今、夫のドイツ語が揺れ始めて、私のドイツ語も何か微妙に揺れ始めている。反対に夫の不備な日本語を聞いて、それゆえに私まで心の安定を失うと言えるだろうか。そう感じることはないようだ。日本語は私の母語としてしっかりと根を張って私を支えていてくれるのだろう。

MRI検査

〈一〇月×日〉

発症から一〇か月経った。MRIの検査を受け、診断を聞いた。

発症当初はほとんど消えていた血管が今は両サイドに均等に脳の上に向かって立ち上がっている。「運が強かった」と、先生はおっしゃった。助かって今、生活にはほとんど支障がないまでに回復している。不可能と言われた日本語の回復もある。先生はその結果に満足の様子であった。「もっと負荷をかけてもよいでしょう。男はすぐに甘えてリハビリをさぼるから、甘えさせないで。頑張って、奥さん」。検査結果のうえでは言うことなしである。ひとときの慰めを得て、明るい気持ちにもなる診療の時間であった。

でも身近に接する私から見れば状況はかえって複雑に進展している。失語症の単純にはいかない現実に失望感のつのるのをどうしようもなくもてあましている日々である。最近は発病当初に先生から受けたコメントをあらためて思うことが多い。今回、先生が外来で「検査結果の数値」を見てご機嫌になっていくのに反して、私はやはり先生の最初の言葉はある意味正しかったと思うことが多い。日本語だけの問題ではない。何か言語とともにひどく複雑に絡み合った別のあれやこれやが吹き出してきている感じがする。日本語とドイツ語の綱引きが言葉の回復を複雑にしている。それに加えて何かおかしな非常識とも言える思考や行動のパターンまでが加わってきている。しかも、その「おかしさ」を自分で認識できていない。発話された言葉の間違いを認識できないのと同じことが起きているように思う。

毎日やるはずの家庭学習ではあったが、それが長続きしない。「自分の仕事で忙しい」という理由でさぼる。ドイツ語初級の準備など無用とも言う。

いったい「日本語の学習」を続ける意味があるのだろうか。職場復帰の意味があるのか、いや、意味を問う前にその可能性そのものがあるのだろうか。四月からの授業は無理ではないか。やはり早期退職の道を選ぶべきではないか。九月になってからはそんなことばかり思い悩んでいた。それだけ、目前に迫った復帰の日が、現実として夫ではなく私に重くのしかかっていたのだ。本人に「できない自分」を認識できる能力が初めからあったら、お互いに救われる面もあったのではないだろうか。もちろん夫にとっては「変わり果てた自分」を受け入れる悲しみも苦しみもあったろう。だが少なくとも失語症は苦しむ本人とそれを支えようとする妻の共通の課題にはなったはずだ。共に工夫を重ねながら、慰め合いながら、失敗から学びながらいつの日かの回復を目指して共に歩む道があったのではないか。でも、夫は「病気の前も今も自分は同じで何ら変わってはいない」と言い続けている。だから、なぜ妻の言うドイツ語の授業準備などをやらなければならないのかがわからない。妻は常に夫に否定されながら、それでも社会の常識に照らし合わせて、復職の日に備えて夫をせきたてる。信じられないほどの疲労がべったりと張り付いて離れない。私が鬱病になってもおかしくないような、そんな心のはけ口の見つからないこのごろである。

揺れる脳

〈一〇月×日〉

夫の脳にある変化が起きて、全くの「楽観主義」が微妙に揺れ始めた。言葉にこそ出してはいないが、復帰を巡り揺れているのかと思わせる感じが見えるようになった。日増しに衰えていくドイツ語能力を本人が自覚し始めたのかもしれない。今までは日本語で通じなくてもドイツ語であれば何とかなった。それがドイツ語も言葉にならない例があまりに頻繁に現れるようになった。日本語もドイツ語に代わる役割を担うほどの回復ではない。また、疲れやすさが目立つようにもなった。疲れは即言語状況の悪化につながる。単純な日常とは言え、脳は日々過酷な負荷に耐えて疲労困憊という状況であったろう。そもそも、脳疾患の後、脳が異常に疲れること自体が当たり前であったのだ。急性期の興奮状態がやっと沈静化して疲れを感じられるようになったと考えれば、それは回復の道筋であり喜ぶべき進展であったとも言えるのだが。

だが、この状況は現実には大変厳しい課題を突きつけてくるものであった。バイリンガルの夫の場合、回復への道は母語をとるか職業言語の日本語をとるかの二者択一を迫るものであるのを実感している。二言語併用の日常によって、ドイツ語も日本語も共に力尽きていくような印象であった。早期退職をしてドイツへ一定期間戻ってドイツ語の回復の道を選び、それがうまくいけばドイツ語で論文を書く生活はできるかもしれない。そのような言葉がぽつぽつと本人の口から出るようになっている。だが、一方ではまた今まで通りの楽観主義がストレートに出て、復帰は一一月と確信していたりもする。要するに脳の回復も直線的ではないのだ。ゆらゆらと揺れながら行きつ戻りつ、それでもゆっくりと前進しているということなのだろうか。

そんな中で家庭学習はあらたに組み立てた内容で始まった。

1『元気脳練習帳・計算』(学研)

朝九時開始(時間厳守)。答え合わせは計算機を使って本人が行う。時々二つぐらいミスがあるが、几帳面に数字を書いて答えを書くのは指のリハビリにもよいだろう。

2『項目整理・二級問題集』(日本語教育研究所編)

今まで家庭学習では文章読解に焦点を合わせて教材を選び、『日本語表現文型　中級Ⅰ』を使用してきた。それを一冊やり終えたところで、教材を変更することにした。

文章読解は、研究資料を読むための読解能力を取り戻すことを目標として始めたのだが、一冊をやり終えて見えてくるものがあった。

(a)分量の多い本文を読む場合、一文ずつを読んで意味を理解するのはほぼできている。これは答えが「はい」と「いいえ」になるような質問でチェックすると、まず間違うことがない。問題なのは、短い文の単位での理解はできるが、それが論の展開としてつながって理解できない点である。だから全体内容のまとめとなると輪郭のぼやけた答えが返ってくる。また、本文を通して読んで、そのテーマをまとめる課題の場合には、三行ほど読むと読んだ箇所の内容を忘れてしまうのが、全体理解を難しくしてもいるようだ。この「すぐ消える、忘れる」という記憶障害は生活面ではまずまずの回復を得ているようには見えるが、文の読解に関しては「本が読めない」状態を脱することができない。

(b)文章読解を共にやるうち、漢字の問題点が大きく浮かび上がってきた。読み方や意味を忘れたり、記憶から消えてしまっているものが多く、これはまた語彙の乏しさともリンクしている。「文字」「語彙」を少しまとめて練習してみたい。これはまた欠落の激しい名詞の再獲得の課題でもある。また各々の品詞を比べてみると、各品詞に壊れ方の差があるような印象を受ける。あるいは回復の差と言えるものなのかどうか。これも、一度文章読解から切り離した独立したテーマとして扱ってみたい。文法は基礎的な構文はやり終えている。それを土台にしながら、切り口を変えて「意味や機能で整理した表現」、つまり、理由、逆接、条件、追加、時間などのテーマで文法の復習をしたい。

(c)今回選んだ教材は「日本語能力試験」対策の教材で、クラスで使用した経験からして、理解できていない、あるいは定着していない項目が実感できるメリットがある。文章読解は学習に時間がかかり自習がしにくいが、この教材はやりやすい。本人に少し自立を促すのにも向いているように思う。

(d)夫の回復の評価は「標準失語症検査」によっているが、別の方法、具体的には「日本語能力試験」の側からも評価する道を探ってみてはどうであろうか。切り口が多いほど、具体的に見えてくるものも多いように思う。

〈一〇月×日　言語リハビリ〉

病院のリハビリは「標準失語症検査」を使って検査が行われている。検査の仕方はさまざまなバリエーションがあるが、これは発症の時点から同じテキストを軸に行われているので、傍らで見る方も以前との差が目の前で見えて参考になる。

今日は再び帽子をかぶって散歩している四こままんがを説明する課題が出た。これは、夫が「一番易しい。うまく説明できている」と確信し、私は難しいと受け止め、その不完全さに失望することが最も多かった課題である。今日はこの同じ課題を口頭ではなく文章にして書く指示が出た。以下がその結果である。

1　男の人がいます。(これは文頭に先生が書いた)
彼はさんぽうをします。

とつぜんかぜがおこって、ぼうしをとります。
ぼうしを海べにまわして、彼がステッキをさかざまにもって、
ぼうしを水からすくりあげる。

2　同じまんがをドイツ語で書いてくださいの指示

Es war einmal ein Mann.
Der ging spazieren, da fegte ihm der Wind den Hut von dem Kopf.
Der Hut rollte und rollte, bis er ins Meer viel.
Da drehte der Mann schnell seinen Spazierstoch um und holte den Hut mit seinem Handgriff an Land.

日本語訳

昔むかしある男の人がいました。

その人が散歩に行った時、風が吹いて頭から帽子を飛ばしてしまいました。

帽子は転がって、ころがって海に落ちました。

すると男の人は急いで彼の散歩用のステッキをひっくり返し、帽子をステッキの握りの部分で地面に引き上げました。

ドイツ語文には viel—fiel, Stoch—Stock の同音異綴りの間違い（下線部分）があるが、まんがの説明としてはドイツ語の方が明らかに完成度が高いのがわかる。特に、未知の情報には不定冠詞、

既知の情報には定冠詞と使い分けることができているのが印象深かった。これに対応する日本語の「は」と「が」の使い分けは病気前から完全にはできていないから、やはり母語の力は凄いと思う。健常者とはいえ、私もドイツ語の冠詞の用法は一生マスターはできない課題である。

〈一〇月×日　家庭学習〉

今は『二級問題集』の「文脈から選ぶ名詞」の項目で、漢語がテーマである。

問題は次のような穴埋めで、答えの漢語は六択である。

もう成人したのだから、社会では（　　　）ある行動をしなければならない。

1 意義　2 意思　3 思想　4 意識　5 常識　6 標識

このような課題を毎回一〇問やっている。全く手伝わないで答えを採点してから解題する方法をとる。だいたいいつも五問から六問が正解である。

見ていると、黙読して、次いで六個の漢語を眺め、時々は首をかしげて選択肢を吟味しているが、比較的スムーズに一五、六分で解き終わっている。その後は次のように発展させて練習する。

1　解題の段階でまず文の音読をする。読み間違いは相変わらず。

文の中の漢字で読めなかったもの、意味がわからなかったものをチェックしてみる。この段階では文の大意はとれているものが多い。

それで、六択の漢字であるが、こうして意味も近く漢字も似ている中から正しい回答を出すのはとても難しい。読めても意味がわからないケースも多い。比較的速く答えを出しているのは勘に頼っている部分が多い。「勘」も理解につなげる大切な武器ではあり、勘の元は長年の蓄積であろう。だが、その「勘」の切れ味は今一つである。一つ一つドイツ語で意味を聞いて確認する。

2　正解が出て整った文を一〇問書写する。これに要する時間が四〇分から五〇分ほど。書く時間はかかるが、字はきちんと整ってきて筆圧も強くなってきている。

3　書写した文の音読と再び文の意味の確認。

4　同じ一〇の文章を私が音読して、テキストなしでリピート。長い文の場合は、意味の切れ目ごとにリピートしたり、助詞を強調して読んだり、文の構造が耳から入ることを目指して音読を繰り返す。最後に全文のリピート。

5　毎回六択で提出された全部で六〇個の漢字をカードにして、それを読む練習。文脈から切り離した漢字だけを読む練習で、これは病院の待ち時間を使って時々復習もする。

6　時々はこの漢字カードからいくつかを拾い出して短文作成の練習。

漢字の意味がわかっているからといって、意味の明らかな文ができあがるわけではない。「それはどんな場面を思って言っているの?」と質問して、発話前の脳にある言いたいことを引き出すようにする。訂正する時は、必ず場面を与えてそこで使われる言葉の例文を作る。これが語のイメージをつかむのに一番効果的だという印象がある。また、これは良い会話の練習にもなっている。

毎回の家庭学習はこのような手順でやっているが、このメニューを一度にやるわけではない。午前と午後に分散したり、次の日に扱う場合もある。この教材は答えが明確に出る練習であるせいか、やる方も教える方も心理的負担が少ないのに気がついた。文章読解はひとまずお休みである。

〈一〇月×日　言語リハビリ〉

最近は私の方が疲れて気分が沈む。失語症を病む本人はいたって明るい。毎日繰り返される日本語の学習は、問題形式が単純なだけに、一定のリズムを刻みながらページが進んでいく。ささやかな変化に喜びや不思議を見つけての毎日である。このまま、ゆっくりと二人で失語症と付き合って暮らしていく…。それで充分ではないか。

だが目前に迫った「職場復帰」が立ちはだかっている。一一月の復帰はまだ授業がないが、問題は来年度からである。今の夫の回復の状況を前提にする限り、授業ができるとは考えられない。やっかいなのは夫の復帰への楽観主義である。この秋の初めには、現状を把握する力が少し戻ったのではないかと思っていたのだが、最近はまた「当然の復帰論」と確固たる自信に裏付けられた「問題ない」の意識が強く現れている。

リハビリの時間のくるのを廊下で待ちながら、次回の練習授業の件を二人で話していた。

「準備は？」

「まだ。その日の電車の中で間にあう」

「頭の中でできているのはわかるけど、実際に授業をする時に言葉が出てこなかったり、間違った品詞名を使ったら授業にならないよ。プランを紙に書いてみせてよ。それを見ながら一回二人で練習しよう」

「その必要はない。ドイツ語は僕の言葉だ。君のじゃないよ。余計な口出しはいらない。あくまで僕の授業なんだから」

ここで私はプツンと切れた。

「その授業はでも日本語でやるんじゃない。その日本語が完全じゃないから、こうしてリハビリにも通ってるんでしょ」

「君は僕のテリトリーに入りすぎる！」「じゃあ、一人でやってよね、私は帰るから」

頭に来た！

私はがっかりして、悲しくてもうそこにいたくなかった。それで家に帰ってしまった。

あとから一人で帰宅した夫は、九月末から一〇月初旬にかけて行われた失語症検査プロフィールをもらってきた。喧嘩の後だから二人ともむっつり。検査結果を見る。二〇〇五年一二月、二〇〇六年二月の検査結果も同じグラフに記載されているので、やがて一年を迎えるこれまでの回復状況が同時に見られて興味深い。このグラフを見る限り回復は順調である。夫の楽観主義にさらなる栄養分を与えてしまうのに充分な検査結果であった。

〈一〇月×日　家庭学習〉

喧嘩が後を引いて、顔を見るのも嫌という気分である。でもドリルはドリル。感情抜きのリハビリと思ってやる。居間の定位置にリハビリ教材の入った箱が置いてある。私が一緒にやらなければこの箱は埃をかぶったままであろう。その方が今の私には恐い。

この、学習を何としても続けなければという強迫観念は強まることはあっても消えることはない。それを育てる種の一つが失語症者自身による克服の闘病記である。克服した人がいるならば、夫も克服できるはずだと思ってしまう。

だが、失語症は百人いれば百通りの症状があると言われる。ひとつの喜ばしい克服の結果が、夫のケースに当てはまるわけでもない。しかも決定的に違う点があった。闘病記の著者たちは、自分の身に降りかかった運命に翻弄され打ちのめされながらも、「やってやってやり抜こう」と果敢に闘いを挑むのである。それがあってこその「克服」なのであった。他人と比べてはならない。これは子育ての時にもさんざん自分に言い聞かせていたのではなかったか？　だが、私はこの克服の記録にこだわり続けた。なぜ、夫はこのように自分の失語症に向き合うことができないのだ、この著者たちのように、自分の課題として取り組むべきではないのか。同じように「やってやってやり抜いて」ほしい。だが、夫は自分の症状を相変わらず認識できず、克服への強い意志もないのだ。仕方ない、それをつつくのは妻の課題であったのである。

この喧嘩がもとで、というわけでもないのだが、最近また、ちょっと気になることがある。どうも、こちらが言っている話を充分に理解していないのではないかと思うことが多いのである。私との毎日の会話は朝食時に見るBSテレビの英語とドイツ語ニュースに始まる。それが適度な会話の種を提供してくれるのがありがたい。「ねえ、今の英語何て言ったの、聞き取れなかった」というのは最も簡単かつ有効な言語チェックである。英語は私よりはるかによく聞き取って理解している。映像を見ながら感想を言ったり、話しかけるのも常に私であるが、このような会話での不都合はほとんどない。至極真っ当な答えがドイツ語で戻ってきて、これは失語症以前からの我が家の朝の光景と変わりない。だが、おかしいと感じ始めたのは、私が頭に来て夫と衝突することが増えて、長々と私の不満を説明した少し後になって、「ママは何で怒っているんだろう?」との問いが子供経由で戻されることが重なるのである。何かちょっとずれていておかしい。わかってもらうための喧嘩なのに、長々とまくしたてる怒りのメッセージが脳のキャパシティを超えてしまうらしい。あるいは息子の言うように「女の論理は男にはわからないよ」ということなのだろうか。

最悪の事態

〈一〇月×日〉

二学期が始まった。本来ならば教務課長と復帰について話さなければならない時期にきている。大学からはまだ何の知らせもない。夫は問題ないと言うが、この日本語でどこまで大学の事務手続きができているのかわからない。また対応する事務方もどの程度夫の現状を理解しているか。どこかで大きな誤解が生まれそうな不安が、いつも私の頭の片隅に居座っている。

夜、教務課長から私に電話があった。「職場復帰」に際しては診断書の提出が必要である。その中に「授業をするに足る回復が見られる」との文言を入れることができるかという当然の質問であった。

「それは無理です」と答えた。確かに身体の状態も良好である。MRIの検査結果も問題ない。言語の回復も順調である。ただしそれは全て検査結果として現れた数値であり、現実の言葉の運用能力とは全く異なった次元の話である。実に失語症者の職場復帰に際しての回復の「評価」は、複雑で難解な問題なのである。担当医が夫のドイツ語の授業練習を見てくれるわけでもない。何を根拠にして「授業をするに足る回復」を診断し保証できるだろう。

私はいくつかの具体例をあげて、復帰の難しさについて報告した。長い電話であった。教務課長には夫の発病当初からメールや電話でこと細かく「失語症」について話す機会をいただいてきた。書面上だけの処理に終わらないようにとの細やかな配慮をいただいている。「失語症」を理解しようと耳を傾けてくださるお人柄の温かさにいつも励まされてきた。今回も「先生のリハビリにとって復帰が大切な要素である以上、良くいくように考えていきましょう」ということで、具体的には一一月二五日から週三日、月、水、土曜日の二時限から出勤することになった。来年度の授業枠、週五コマは「やるものと考えて入れておきます」。「後のことは、一一月からの復帰の実際を見たうえで再検討しましょう」と。

こんなに手厚い職場復帰の機会を与えられて、それに応えようとしない夫がいる。そのあまりのギャップに言葉も胸もつかえて涙が出た。そんな夜の電話であった。

〈一〇月×日〉

「夏休み前より言葉の状態が悪くなっている。これでは、来年の授業はできそうにないですよ。もっと準備をしなければ。僕の授業を使って練習するのも、たいして回数は残っていない」。久しぶりに会ったT先生の口調には切羽詰まった感じがあった。言われるまでもない。その現実は妻が一番わかっている。夏休みになってからの過剰な自信も、授業準備に全く手がついていないことも。それに何か言葉の後退現象のようなものさえ感じられる二学期の始まりである。

「先生から直接本人に話していただけないでしょうか。他人に言われなければ気がつかないと思います」

「でもねえ、それは言えませんよ。本人に向かって直接ダメとはね」

先生はため息をついた。全くそうなのだ。誰が本人に向かって、こんな嫌なことを言えるだろう。妻だから言えるのだ。

授業が始まった。私は最後列で聞いている。夫の出番である。

「今日は前置詞について話します。前置詞とは何ですか。前に置きますね…」。ここで恐れていた最悪の事態が起こった。次の言葉が出ない。全く出ない。脳のフリーズである。しーんとした教室。何分ぐらい夫は教壇に立ちすくんでいたか。たぶんそれほど長い時間ではなかったのだろうが、ひどく長く感じられた。夫はドイツ語でT先生に「今日は調子が悪い。今日はやめる」と言って席に戻ってきた。日常の会話でも話の途中で全くの失語状態に陥ることは何度もあった。それを経験しながら、夫は授業の場においてそれは絶対にあり得ないと主張し続けていた。しかし、これこそが失語症の現れ方なのだ。これを機に少しは自覚できるかもしれない。そうは思っても私の心は穏やかではなかった。

夫はショックを受けたのではないだろうか。T先生は何事もなかったようにすぐ次の課題の導入を始めた。しかし九〇分授業の間、ちょっとしたテーマの切れ目を使っては夫の席に足を運び、夫を教壇に引っ張り出そうと試みてくれた。だが、それに応えることなく授業は終わった。

授業の後、私たちは教務課に行って、教務課長と復帰の具体的な内容について話し合った。

秋学期の復帰はともかく、問題は来年度の授業である。このままの夫が授業をするのは無責任であると思う。今の言語状況が来年の四月までに「授業をするに足る」まで回復する保証はない。また今日のように全くの失語状態になった時どうするのか。本人は横で、「今日の事件はただ一度起きたことで、その一度を理由に再び起きるかもしれないことを問題にする必要はない」と主張する。ああ、この奇妙な論理！　これが家庭内のことであれば「脳が壊れたせいなのだ」と思うことで済む。だが、職場の責務を果たさなければならない時に「脳が壊れた」ならば、退職という道しかないのだ。だが、夫の脳はまだそこらへんの理解ができるまでには回復を得ていない。

誰かに授業のサポートをしてもらう手はあるかもしれない。しかし、単純には片付けられない問題が夫のケースにはある。身体的な不具合であれば、誰かが板書や資料の配布などを手伝うことで足りる。しかし、授業そのものに介入せざるを得ない場合、「サポート」とはどのように行われるのであろう。もう一人の先生との共同授業としても、五コマにそのような贅沢をすることは大学としても考えられない。ましてや、夫自身に間違っている自覚がないのである。ドイツ語を教えている妻がサポートするなら、ただで済んで、大学に迷惑をかける必要はないだろう。夫の授業に失語症の問題が起きても、すぐに軌道修正はできる。だが、妻がサポートするには資格の壁がある。修士号も持たない語学教師が大学というアカデミズムの教室に入って授業内容に口を出す。これは医師の資格を持たない者の医療行為に似たケースになってしまうだろう。第二外国語の語学授業にしてもだ。さらに最近の夫のテリトリー意識である。自分の領域を妻に侵害されたくないとの意識は最近とみに夫の内に膨れあがっている。

ともかく、来年度の授業に関してはまだ具体的に見えてくるものがない。「まあ、三月頃までの経過を見ながら考えていきましょう」。さらなる猶予を与えるというありがたい提案を教務課長からいただいたのである。

講師控え室でT先生が待っていた。夫と私は教務課長との話の内容を伝えた。

「そこまで手厚く復帰を考えてくれる職場は少ない。周りには手を差し伸べる体制がここまで整っている。それで本人がやらないでは話にならないよ。僕は牧師ではないからね、説教は本来僕の仕事じゃない。でも、授業の準備はやるべきだ。もうたいして時間が残っているわけじゃない。やらなきゃいけないことは山のようにある」

とうとうT先生は「僕には言えないよ」と言っていた言葉を翻して言うべきことを言ってくれた。でも、最後には夫をたたきすぎたかと、「ご主人の楽観主義も問題だけど、奥さんの悲観主義も問題ですよ、もっとおおらかにいきましょう」と締めくくってくれた。教務課長の温かい理解、同僚の厚いサポート、これほどの好意を受け、感謝の気持ちでいっぱいになりながら、それゆえにむしろ私の心は重かった。夫には通じていないのだろう、この周りの気持ちが。これも関係性の問題か……。これが実は夫の脳に残った最大のダメージであり、言葉の回復が少しずつ良い方向に向かっている中で、ますます浮き彫りになってきていたのだった。

今日、夫の脳は全く正常ではなかった。授業中のフリーズもショックではあったが、教務課長との懇談の時もT先生のお説教を聞いている時も、何か傲慢といえるようなふてぶてしさがあって、聞いてはいるがまともに受け付けてはいない感じであった。それは、自分の発話がどんなに間違っていようとも正しさを確信して、通じないのは相手のせいと片付ける、いつもの思考パターンと同じ質のものにも思えたし、それ以上の何か別の要素も加わったような印象でもあった。ひどく子供っぽいストレートな行動。いくら何でも倒れる前の夫にこんな行動があったかしら。そんな出来事がまだこの日の午後に待ち受けていた。

今日は大学で私の友人の先生も交えて三人で昼ご飯を食べた。久しぶりに顔を合わせた女同士である。食事は終わってもしばらく会話がはずんでいた。突然夫が「行こう、もう出よう」と言うや立ち上がった。これは全く唐突な行動であった。

「どうして?」

「嫌いな人がいる」

夫はもう、立って足を速めて出口に向かってしまった。慌てて私たちも夫の後を追って、研究室に場所を移したのだった。

もともと職場関係や交友関係において、多くの敵を作るというタイプの性格ではなかったと思う。ましてや「嫌いな人がいる」程度の理由でこんな行動に出るようなことはなかったはずなのに。

「どうしてちょっと待つぐらいのことができなかったの? Kさんにも失礼よ」

「嫌いな人がいたから」

「じゃあ、その人はテーブルに来てまで喧嘩を売るような関係だったわけ？」

「そんなことはない。でも、僕は嫌いだから向こうだって僕のことは嫌いだろう」

「そんな理由で、急に席を立つ必要はあるの？」

「ある」

「私たちがまだ話し中なのは知ってたよね。せめて私たちに促すことはできたんじゃない？　それが自然な振る舞いだと思うけど」

「君はそう思うかもしれないが、僕には嫌いな人に顔をあわせたくないという明確な理由がある。いたって正当な理由だ」

やれやれ、最近はドイツ語で legitim（正当な、正しい）という言葉を使って反論することが多い。「ちょっとおかしくない？　常識的じゃないよ」といった私の指摘にはもっぱらこの legitim を使って自分の意見の正しさを主張するのだ。それで、まあ今日はここまででこの話は止めた。

次の日に前日の件をあらためてテーマにする。一晩寝たら、脳はちょっと軌道修正して別のことを言うかもしれない。だが、結果は同じであった。

夫は一応「これからは、君が嫌だと言うんだからしないよ」とは答えたが、「嫌いな人に会いたくないということ自体は正当な理由である」と言いはった。私が問題としているのは「嫌だ、だから即行動に移す」ような行動パターンが非常識だということに尽きるのに、夫の答えはあくまで自分の考えの正当性に戻っていく。噛み合わない会話。各々に違った判断の文脈がある。それは昨日今日に限ったことではなくて、脳梗塞に倒れてからずっと続いていたのではなかったか。

〈一〇月×日　練習授業〉

大学で夫の練習授業を参観する。相変わらず問題だらけの授業ではあった。文法用語の取り違え、回りくどく、しかも理解にはつながらない説明。間違いの自覚のない、ただ前へ突き進むだけのレッスン。見守るT先生はそのような個別の間違いには介入しない。夫が「ここまで」と言う区切りまで聞いて、終わってからもう一度同じテーマを扱って補足発展させる。今は練習だからよいが、本番になったらこれは誰の授業？ということになるだろう。健常者の先生が一人で教えれば、それで済むことなのだ。

授業後、教務課で教務課長から来年度の授業プランについて話を聞いた。

一一月二四日からの復帰は教授会で正式に決定したという。四月からの来年度は月、火、水曜日で週五コマである。大学にはTA（teaching assistant）という院生による学部学生のための授業サポートの制度があると聞いた。大学もサポートの件を考えてくれているらしい。ありがたい話である。そのような人が見つかれば助かるのだが、該当者は今はいないそうである。大学教員の資格のない妻であっても、TAの役であればできるかもしれないとの話もチラっとあった。そうであれば助かる。失語症のままの夫をそのまま一人で教壇に立たせるわけにはいかない、無責任な授業を学生にしてはいけないのだ、ひたすらそう思い詰めていた気持ちに少し余裕の与えられた午後だった。

〈一〇月×日　家庭学習〉

文脈から選ぶ名詞の六択問題は漢語が終わって和語に移っている。和語であるからひらがながほとんどであるが、ここの正答率も相変わらず半分程度。漢字だけの問題ではなく、要するに名詞そのものが欠落しているということなのだろう。

今日はいつものメニューを終えて次のページを見ると、カタカナの名詞の六択である。病院の失語症検査でもリハビリでも、なぜか今まで日本語の表記の漢字、ひらがな、カタカナの中でカタカナだけが扱われることはなかったから、チェックの良い機会である。一三問を一〇分でクリア、しかも全問正解であった。この出来映えには正直驚いた。

夫から折にふれて日本語を学んだ頃の苦労話は聞いていたが、その中でも特別な難しさがあるものとしてあげられるのがカタカナであった。ひらがなは外国人が最初に学ぶ日本語の文字と音であるが、これは日本語の表音文字と納得してひたすら覚えればよい。漢字は部首という意味記号を知れば、それを足がかりに合理的に頭に入れていくことができる。ところがカタカナはひらがなと同じ表音文字というのに、あらたに文字の形を覚えなければならない。このとっかかりのない形にはまいったという。それだけではない。ユーモア、スケジュール、チャンス等々カタカナは主に外来語の表記に使われる。問題なのはあくまで「外来語」であって「原語」ではないということだ。例えばポット（pot）。何で原語にはない母音がついて（to）となるのだ。ドイツ語由来のアルバイト（Arbeit）。これも（a・ru・ba・i・to）と「ドイツ語にはないはずの母音」が付いている。「それだけのことと日本人は思うらしいが、余分な母音が付けば、別の音で、原語の音からは限りなく離れていくものだ」と言う。確かに、私のクラスでも、カタカナをやっと覚えた初級者が「ア・ル・バ・イ・ト」と読めたとして、そこからドイツ語のArbeitを想起できる者はほとんどいない。「ヒットラー」が、かの有名な歴史上の人物ということに行き着いた初級の生徒に出会ったことはまだ一度もない。「ゲーテ」も然りである。しかも、カタカナは日常生活の中で溢れるほどに使われているのだ。中にはドライミルク（dried milk）のような勝手な短縮形まである。妻に頼まれた買い物のメモに「ドライミルク一缶」と書いてあって、読めたが実物が何かわからなかったというのも、懐かしい子育ての思い出である。今、失語症を持ちながらも、カタカナ言葉に何の違和感も持たず全問正解を出した夫に、あらためてカタカナとの長い付き合いとその半端ではない蓄積を思ったのだった。そしてまた、なぜかカタカナだけが壊れていないらしい脳の不思議も。

大学復帰初日

〈一一月二四日〉

脳の回復は決して直線的に進むわけではないらしい。それがあらためて実感されるこの頃である。言葉にしても思考のパターンにしても、ある回復の兆しが見えてもそのまま定着して次のステップに進むというわけではない。発話の良し悪しにのみ焦点を合わせて一喜一憂しても何も始まらないのだが、授業のためには安定してもらわなければならない。だが、授業をするための発話能力、そして周りとの関係性をふまえての行動のパターンとか、社会生活上の責任を全うするための条件はまだ決して整ってはいなかった。病院の検査からも見えてはこないのである。夫の復職は実際にはこの不安定な状況のままに実現されたのであった。

そして今日、大学復帰初日を迎えた。まずは大学のいろいろな部署に復帰の挨拶をして、あとは研究室で一日を過ごしたとのことであった。その時間を使って一人で書いた「挨拶の文章」を見せてくれた。復帰後の最初の教授会で短く挨拶をするための原稿である。

これはローマ字で書かれていたが、一読して、びっくりする出来映えであった。もちろん、以前の夫のそれではない。だが毎日のトツトツとした言語状況の中に突然このような「予期せぬ出来事」が起こる。以下がその作品である。(読みにくいのでローマ字をひらがなに置き換えてある。)

さくねん、10がつ31にちに、のうこうすけ　を　おこりまして、かろうじて、いきのこりました。しかし、2しゅうかん、そして　べつのびょういんで　3かげつのたいざい、そしてきたくごの　れんしゅう、ことばかいぜんなど　こんにちに　いたった。

らいねんの　4がつからの　じぎょうは、ふたたび　らっかんてきに　みて　います。びょうきちゅう、みなさまから、しじ　おうえん　いただいて、ふかい　かんしゃをもうしあげます。

もちろん間違いはある。しかし充分に意味の通じる一つのまとまりを持った挨拶文である。何よりも、挨拶文の形式をふまえて書かれていることが驚きであった。

この文を書いたことにもびっくりしたが、何よりも印象深かったのは職場の各部署にまずは「ご挨拶」をし、そして最初の教授会のための「挨拶文」を作った行動パターンである。「関係性」の問題はさまざまな形で現れ、特に対人関係において家族の悩みの種となっていたが、これが職場を正式に与えられたとたんに、まずは周りへの「ご挨拶」としてちゃんと機能したのである。大学へ戻していただいた！　妻の方こそ大学に感謝の「ご挨拶」を述べたい。

〈一一月×日　言語リハビリ〉

自由会話は先日研究室で書いた「挨拶文」についてであった。なぜ、その日急にあの文章を書いたのか、それが今まで私にもよくはわからなかったのだが、今日の話をたどると、次のような経過であった。

1　土曜日に大学に行くと、自分の郵便物の棚に「教授会のお知らせ」が入っていた。

2　読んでみると午後一時半に始まるというので、慌てて初日の挨拶文を書くことになった。

3　切羽詰まったせいか、案外すらすらと文面は思いついて、結びの文句は出てこなかったが、前を読み返していたら自然に思い出した。

4　ところが、お知らせの文面を読み返してみたら、経済学部の教授会を法学部と読み間違えていたのに気づいた。結局土曜日にその「挨拶文」を使うことはなかったが、次の教授会の折に読むつもりである。

こうしてまとめてみると、かなりの情報量であり、それだけ夫は話していたことになる。しかし、この内容は上記のような順番で語られたわけではない。主語が抜けていて、何がどうしたかは曖昧で、特に時間の関係がはっきりしなかった。本人が話す。先生が聞き返す。本人が答える。さらに次のテーマに移る。先生がわかった部分をわかる日本語に言い換えて「つまり…だったんですよね」と確認する。そんなやりとりの繰り返しによってできあがったものなのである。

自分の言葉で充分に通じる情報を話すこと。それができる日は毎度繰り返される言語聴覚士とのやりとりが問題なくできるようにならなければやってこないのだろう。それにしても、文章が読めないと言いながらも、学内のお知らせなどは間違いながらもちゃんと読んでいる。仕事場にあって初めて自覚されるもの、発揮される力というものがあるようだ。

ゆく年くる年

〈一二月二四日〉

今年のクリスマスもまだ今まで通りとはいかなかった。でも、一歩前進。今年は皆のプレゼントが再び顔をそろえた。夫にとってはプレゼントを選ぶこと自体がまだ難しい課題であったが、子供たちも私も手を貸し、夫のアイディアを引き出し、プレゼントに結びつけることができた。子供たちのプレゼントも心をこめたものであった。

いつもの我が家のクリスマスが、いつも通りに祝えるわけではない…。それを知ったのも夫が病に倒れてからである。でも、今日の食卓には我が家のクリスマス料理「ロラーデン」が再び登場した。一歩一歩取り戻そう。家族の皆に相手を思い、喜ばせようという贈る心があるならば、それはきっと実現するだろう。心の沈むような疲れの日々の中にも、クリスマスはやはり心に希望の光を灯すものであった。

〈一二月三一日〉

今年も暮れていく。クリスマスは無事済んだが、大晦日となれば家の中にまた別の匂いが立ちこめている。重箱にお節のあれこれを詰めながら、この一年を思い出している。いや、むしろついこの間の出来事と言った方がいいだろう。失語症を持ちながらついに職場に戻ってしまったのだ。でも、あれでよかったのだろうか。限りない温情に支えられてともかく実現してしまった職場復帰であった。

大学は、三週間も通うか通わないうちに冬休みとなった。片道二時間弱の通勤時間も、適度なトレーニングになっただろう。この慣らし復帰期間の手応えに夫はいたく満足であった。大学に通うのは今まで通り、どうってことない日常であり、来年度も、今まで通りの、病気前のあの日々に戻るだけのことなのだ。夫の楽観主義、妻の悲観主義が再び対立し始めた冬の始まりであった。

職場復帰をしてからは、病院の言語リハビリは週に一回、一時間になっていた。自由会話、言語聴覚士を学生にみたててのドイツ語授業練習、そして絵を見て短文を作ることがメニューとなっていた。その授業練習であるが、私には難題に次ぐ難題に思われた。一方、夫にはそれほどの問題があるとは認識されていなかった。年が明けたら、もう本気でやらなければなるまい。そう思うのは妻である。

ところで妻への感謝の言葉が出ないのはなぜか、ずっと心にわだかまっていたそのことを、暮れも押し迫ったある日の午後、私は夫にたずねたのだった。年末の大掃除のように、さっぱりして新年を迎えたい。日本人らしい発想であろう。ちなみに暮れの大掃除であるが、我が家の主は今まで年末の清めの行事に自発的に参加したことがない。こんなに日本に長く暮らしながら、年末と「清めて新年を迎える」気持ちとは夫の頭の中で一致してはいない。飲んだり食べたり紅白を見たりという点ではしっかりと日本の暮れもお正月も満喫しているのに。

夫はしばし考えた挙げ句次のように答えた。ドイツ語であった。文法的にも正しい。

Ich finde kein Bedürfnis dafür.（僕はその必要性を感じないんだけど）

脳梗塞で倒れて数日後、初めて私に向かって口から出たドイツ語も酷かったが、あれに匹敵する酷さである。頭にきて、「ありがとうを言ってもらいたい必要性を私は感じているんだけど」と言った。夫は真面目にその言葉を考えている様子であった。そして次のように返した。

Im Kopf stimme ich dir zu. Aber im Herzen habe ich kein Bedürfnis.（頭では感謝する必要があるかな、とは思うが、心ではそう思わない）

これも正しいドイツ語であって、しかも「頭では」とか「心では」と言う場合にはその場所を手で示すジェスチャーまで付け加えていた。まともに受けていれば、これほど傷つく言葉もないのだが、ここまで言われてしまうと、かえって冷静に私は受け止めていた。夫の答え方が真面目そのものであったせいもあるだろう。ここまで脳は壊れたか！　これこそが、言葉だけではない、心も壊れたと常々私が思う好例ではないだろうか！

夫の脳はそれでも自分なりに筋の通った思考をしているらしい。最近になっても、「自分が病気の後変わったとは全く思わない。常に、前も今もいつも同じ自分だ」と主張し続けている。さらに加えて「特に感謝の気持ちを表すような特別なこともなかったではないか。普通の日の連続で今があるのだし…」とも言う。

失語症を二人の課題として共に寄り添って生きている感触。「あれも、これも試してみよう！」と働きかける私に「そうだね」と受け止める言葉、夫の側からの歩み寄り。そして一歩進んだら、「良かったね！」という一緒の喜び。こうしたことがないのが悲しい。努力が必ずしも報われる毎日ではないからこそ、「ありがとう」と言ってくれたら、どんなに元気が出るだろう。ともかく手探りの道を歩くリハビリなのだ！　各々が勝手な方向に歩くより、一緒に手をつないで歩く方がどんなに心強いだろう。だが夫は一人でまるで暴走しているのだ。一人ではできないことをたくさん抱えこんでしまった病気なのだから、それを二人でやっていこうよ、と言ってるつもりなんだけど。ああ、それが通じないのだ。壊れたのは言葉だけではない。思考や心を司る何かも共に壊れたのだ。私はそれを受け止めて新しい年に歩み出さなければならないのだろう。それは私の課題なのだ。

今年のお年越しは家族が三人になった。娘はクリスマスは我が家で、お年越しとお正月は婚約者の家族と共にと決めて、二つの文化を上手に分けている。でも、この屋根の下では、そんなにすっきりと分けられないことばかりが渦巻いている…そんな一年だった。そして、来る年もたぶんそうなのだろう。除夜の鐘が人の煩悩をはらい、清められた年が明けると、テレビ中継はお寺から各地の神社そして明治神宮へと切り替わる。夫が日本に住み始めた頃は、このお寺から神社への、つまり仏教から神道へのゆく年とくる年の切り替わりを、よく不思議だとか面白いとかコメントしていたものだったが。日本滞在はいつの間にかドイツで生きたその年月を超えようとしている。夫の日本語には、そんな長い時間が重なっている。引き出しの中身はいっぱいのはずだ。その引き出しが開きますように。

第三章［二〇〇七年］

授業準備開始

〈一月×日〉

いよいよ始めなければならない。ドイツ語授業の準備である。病院のリハビリでは言語聴覚士が生徒役をして、「ドイツ語授業練習」をしているが、その教え方を見る限り四月からの授業ができるとは全く思われない。だが夫は文法説明には相変わらず自信を持っている。だから「今までM先生ほどに理解力のない人に出会ったことがない」と、お世話になっている言語聴覚士を批評している。面と向かってではなかったが。

たかがドイツ語初級を教えるのに、何がいったい問題なのかと思う人がいるかもしれない。だが、実はこの「初級ドイツ語」の授業ゆえに失語症の諸問題が吹き出してくるのである。初級を教えるということは、ドイツ語を全く知らない学生たちに文法をわかるように説き、日本語とは異なった言語世界への初めての道を開く手伝いをすることだ。それも日本語でである。

第1課、「動詞の人称変化」が今日のテーマだ。本来なら教師は自分なりの導入の仕方でその課のテーマの説明を始める。だが、今の夫は教科書通りにテキストを読み上げるしかできないと言う。確かに、教科書に頼らずにテーマを自分で整理し、自分の言葉にして話す方が難しいのである。アドリブ的話し方は全く不可能である。教科書をきちんとなぞるだけでも実は難しいのだけれど。

試しに第1課のテーマ説明をやってもらう。思った通り混乱の種がまき散らされる。ドイツ語文法を日本人に説明しようという思い、説明すべき内容は、夫の頭の中から消えていないのがわかる。だが、意図したのとは違った文法用語が出てしまうのは今のところどうしようもない。また説明はぐるりと周辺をなぞるようで、くどいほどに言葉を並べるのに、理解にはつながらない。これだけでも教壇に立って教えるのは無理だと思うが、夫の場合はまだ自分の失語状態を自分で認識できていないのだ。だから間違えても訂正の能力がない。

教科書に書いてある通りにまずは音読。声がひょろひょろとして頼りなく不明瞭である。考えてみれば声帯も筋肉である。失語症になると、健康な時に比べて発話量が圧倒的に減る。音読とリピートの練習を継続している間はほぼ元の声量に戻っていたのだが、年末の忙しさにかまけてそこまで手が回らなかった。毎日の音読のような単純なリハビリは、私が付き添っていなくても、台所に立つ私に聞こえる場所でやってみてもよいのにと思う。しかし、まさにこの種の「馬鹿みたいな」リハビリこそ夫にとって「最も好みに合わない」ものであり、自発的努力など全く期待できないのだ。常に私の「指令」によらなければ行われない。それも、夫のリハビリに付き添ってみて、かなり心の負担になったものであった。

「息深く吸って、吐いて、声出さなくていいから。息吸って、吐いて」

「それに音つけて、アー、イー」

方法なんて知らない。でも、こんなことしか思いつかないからやってみる。

「ここまで聞こえる声出して！　聞こえないよ、お腹から息出して！」

ストップウォッチを持って、「七秒しか声続かないよ！　はい、息吸ってアー」、そんな具合である。それでも一五分もすると声は少しは出るようになる。単純刺激だが声帯の血液循環が少しは良くなるらしい。ただし、声の質に変化は起こらない。

今年も「読み間違い」は変わらぬテーマである。何度訂正しても読み返すたびに間違える。これはもうそういうものとして受け止める。

次に文法説明の項に入るが、ここでも変わらぬテーマ「文法語彙の取り違え」が頻発する。例えば「不定詞」を「否定詞」と言い、「人称変化」を「格変化」と言い間違える。ただでさえごつごつと絞り出すような話し方である。初めて聞くドイツ語文法の説明がこれでは学生も困惑するだろう。この文法語彙の間違いをどうやって直すのか、まだわからない。

説明するとわかったとは言うが、それで改善されるわけではない、つまり「教えたから覚える」あるいは「教えたことが次へのステップにつながる」ことが夫の失語症には当てはまらないのだ。いや、そもそも私のやっているレッスンは失語症リハビリではないのだ。日本語教育の方法を応用してもうまくいかないといった方が正しいのだろう。でもだから、どうしたらよいのだろう。
手探りの年がまた始まった。

定冠詞、不定冠詞、否定冠詞

〈一月×日　家庭学習〉
今日問題となったのは規則動詞と不規則動詞である。この二つの区別がつかないというか、脳から消えてしまっている。自分で話す場合には間違わないようだ。日本人だって、日常の言語生活の中で、えーっと、この動詞は五段活用だったっけなどと考えて活用形を作って話しているわけではない。それと同じことなのだが、問題は学生に向かって説明して理解させなければならないことなのだ。教師が規則動詞と不規則動詞の区別ができないでは話にならない。そこで、この二種類の動詞の区別のあたりまで戻して私が説明する。まさにドイツ人にドイツ語文法を教えていることになってしまった。だが、本人はドイツ人だという意識満々であるから、「何でお前がドイツ人に文法を教える！」と反論する。「ドイツ人をどこかに忘れてきたらしいからよ」と言うと「ムッ！」と返事があった。

〈一月×日　家庭学習〉
「動詞の人称変化」だけで手間取っている現状である。だが、四月からの自立しての授業にそなえて先に進もう。「定冠詞」「不定冠詞」は病院のリハビリでも扱ってもらったので、今日はその発展形としての「定冠詞類」「不定冠詞類」がテーマだ。でもその前に一応「定冠詞」と「不定冠詞」のおさらいもやっておこう。

ドイツ語教科書を扱うようになってから、「何でお前がドイツ人に」の意識が立ちはだかって邪魔をする。「教えてるわけじゃないの。記憶障害で消えてしまっている部分が多いから、脳をつついて思い出させようとしてるだけ」。今日はそう言って何とかスタート。

「定冠詞って何？　言ってみて」

「えっと、うーん。wer とか was」

「それは疑問詞だよ。ほらね、やっぱり忘れてる」

「忘れてる」と言ったのだが、「忘れた」のか「消えた」のか「壊れた」のかと、ふと思う。忘れたのなら思い出せばよいだけの話なのだけれど。

再び振り出しに戻って「定冠詞 =bestimmter Artikel」、「不定冠詞 =unbestimmter Artikel」と、ドイツ語の文法用語に訳して、それぞれの意味を確認。

「bestimmter Artikel って何?」

「der・die とか das だ」

ドイツ語の文法用語を与えて、その実例をドイツ語で答える。これは問題がない。だが日本語の文法用語で「定冠詞って何?」と聞くと、それが der・die・das に結びつかないのである。これは日本語の「定冠詞」という言葉の理解ができないからなのだろうか、あるいはイメージがない？

そこで紙に大きく漢字で「定冠詞」と書いて、それを見せ、教科書から目を離して漢字だけを見てもらう。

「この漢字読んでみて」

「て・い・どう・し！」

「違うよ。『てい』は読めたけど。『どうし』じゃなくて、『かんし』」

漢字が読めていないから、意味もとれないのだろうか。それで「定冠詞」の意味説明を試みる。

「冠詞というのは、名詞の頭にのせる『冠』だよね。『冠』にもいろいろあるけど、例えば王様の冠といえば『ある定まった冠』で、誰でもかぶれるものじゃない。ある特定の冠を指すよね。だから、ある特定の物を指す場合は定まった冠、『詞』というのは言葉だから、つまり『定冠詞』。これが、der・die・das に当たる。じゃあ、『不定冠詞』というのは、『不』って字が一つ余分だよね。この意味はわかる？」

「違う、とか。そうじゃないとか」

「そう、そうだよね。わかってるじゃない。だから『何か定まったものではない』ものを指すと思って。王様の冠じゃなくて誰かがかぶる帽子かもしれないし、スカーフかもしれない。特定な冠じゃなくて『何か、かぶる程度のもの』、これが ein・eine・ein に相当すると思って。わかった？」

「わかった」とは一応言ったが、「くだらん説明をやってる。馬鹿にすんなよ！」というような顔をした。私だって、こんな説明をしたのは初めてだけど。

でも、「わかった」と言うので、本題の「定冠詞類」と「不定冠詞類」にやっと入る。これは、それぞれ定冠詞、不定冠詞の格変化と少し違うだけで、おおむね一致してもいるし、意味的に「このような」「あのような」とか、英語のmy・your・hisなどに当たるもので、説明自体に特に難しい問題があるわけではない。だが、夫の説明を聞いていると、本当にわからない。しかも、ドイツ語にはkeinという「否定冠詞」があって、不定冠詞類として名詞の前に置いて否定の役をするのである。ここまで来て、「否定冠詞」の説明を求めると「不定冠詞」と「否定冠詞」の言い間違いが頻発するようになる。「フ」と「ヒ」では、同じ否定の意味でも違うのだ。しかも説明する本人に言い間違えの意識が全くないのである。ただ、出るに任せて音を出している感じである。これは、どうやって治したらいいのだろう。

今に始まったことではないのだが、まだ私に「これで攻めよう」という方向が見えない。教えたから覚えるわけでもないし、説明したから理解に結びつくわけでもない。でも、毎日こうやってつついていることが、思い出すことにつながるのかもしれない。あるいは刺激することによって、脳の神経回路にちょっとしたバイパスができるかもしれない。だが、どこを刺激したらよいのか？鍼や指圧の「つぼ」のような経路の場所がわかればよいのだが。わからないから、あっちこっち押しまくっているのが今だ。あるいは押して開かないドアなら、引いてみるのを考える必要もあるだろう。だが比喩を言うのは易しいが、その応用と実践は難しい。

文法用語の文字・音・意味のセットを理解させようとするのが、今の回復状態の脳にとっては早すぎる課題なのかもしれない。身体リハビリを見ていても、一歩一歩の踏むべきステップが合理的に組まれているとよく思う。一足跳びに難しい課題を与えるようなことはない。それと同じではないだろうか。去年の秋頃から扱っている『項目整理・二級問題集』のような課題を解く。短文の音読とリピート練習。そんなレベルを毎日規則正しく繰り返すようなリハビリこそが、今の夫の脳にふさわしいのではないか。「理解」はもっと後になって戻ってくる、あるいはついてくるのかもしれない。

だが、時間がないのだ。新学期は四月に始まる。ドイツ語とうまく結びつけた日本語のリハビリとか、そんな方法があったら、どんなに嬉しいだろう。

煮詰まった頭を冷やすのにも、こんがらがった脳の回線をほどくためにも、散歩は大切な日課になった。林をぬけて足下に積もった落ち葉を踏み分けて、ひっそりとたたずむ小さなお社の前を通る道。二人で誰もいないお社に手を合わせる。夫はしゃっきりと立って、二礼するとパン、パンと二拍して祈り、また深く礼をする。「言葉が戻りますように。もっと前に、この先へ導いてください」。身に付いたきっちりとした所作があって、それは今でも消えていない。消えたもの、消えていないものがある。

日本留学時代、若き神道研究者として夫は日本中の神社を精力的に訪ね歩いた。その旅で今でも思い出されるのが夫の神社参拝の姿であった。異国の宗教を畏敬の念を持って理解しようとする姿であり、「日本文化への理解はまず形から入る」と言って身につけた二礼二拍や、玉串の捧げ方の所作であった。夫の日本との関わりが最も濃密に作られたあの留学時代。それゆえの消えない記憶でもあるのだろうか。

文字、音、意味

〈一月×日　家庭学習〉

今日も相変わらずの「読み間違い」のテーマと格闘する。「語順」を「順番」と読み違える場合には、まだ意味的な関係があるかと思うのだが、「四格目的語」を「四格支配語」と読んだり、「代名詞」を「格代名詞」と読んだり「場合」を「関係」と読んだりする例が続くと、これは漢字を意味的に吟味しないで、音が出るに任せている印象を受けるのである。この読み方に回復の兆しは全くない。

読み間違えた文法用語は、カードに「代名詞」などと書いて、それだけを見せて何度も読む練習をして「字の形」と「音」を結びつける。これも、何度もやったから覚えるというものでもないが、機械的な訓練と位置づける。ついでに「代名詞ってドイツ語で何ていうの?」と、ひょいと方向を変えて質問。「形」と「音」と次には「意味」にもつなげようとするのだが、この三点セットがなかなかセットにならない。

Pronomen とさっと出る時もあるし、出ない時も、また別なドイツ語が出る時もある。出ない時は例えば次のような説明を試みる。

pro nomen = fuer das Substantiv、つまり、ドイツ語でも意味は「名詞の代わり」である。名詞の代役を務める言葉と説明して、日本語の「代名詞」に戻る。

「『代』の意味は?」

「何かの代わり」

「そう、そう。で、何の代わり？　次に来る漢字を読んでみて」

「名詞」

というふうに進む。今日は間違えた四つの文法用語の解題で終わった。やろうと思ったテーマがその日にできるわけではないのも仕方のないことだ。


〈一月×日　言語リハビリ〉

いつも通り日常会話でリハビリが始まった。最近の感じでは、一般会話には気分的な余裕が見られる。

絵を見て五分の制限時間内で短文を作成する課題は、文の完成度よりも課題の絵を夫がどう把握してどんな文に仕立て上げるかが面白く、私は横で眺めながら楽しんでいる。今日は四問は難なくできたが、残る一問は首をかしげながら困っている様子であった。絵を見ると、昔の夏の風物詩、たらいに氷柱が立っていて溶けた水が溢れ出ている。昔を知る日本人ならば、「ああ、夏だなあ、たらいに置いた氷柱が溶けている。暑いんだ」ぐらいに感じる絵であるが、これが普通にそう見えないというのは一つには文化的背景によるだろう。このような絵をもとにして作文するような課題の場合は、絵そのものが想起させるものに文化的な違いもあって、日本人が思いもつかない内容の文ができてしまったりするが、かえって、そんな違いが会話を引き出す種になったりして、これはこれでとても面白く、楽しい。

この短文作成では、最近は文法的な誤りがほとんどなくなっている。もちろん、文法的正しさが内容の正しさを意味するとは限らない。「二年前の地震に関する暗記は今でも暗いです」。確かにこのような語彙の間違いは今も多い。接続詞は弱いし、連体修飾もまだまだである。しかし一応何となく意味がとれる文が多くなっている。次はこの短文を広げて、より長い文に、より豊かな表現につなげていくことであろう。語彙を増やすことも大切である。そのための練習を充分にしたいと思う。これが、今の夫の家庭学習の無理のない自然な行程だ。

だが、実際にはドイツ語授業の実践的な準備で格闘している。これが、何かなだらかな、あるべき自然な言語回復の道を阻害してはいないか。そんな危惧が私の内に生まれている。

前置詞というのは…

〈一月×日　家庭学習〉

最近は二人とも昼寝をするようになった。ドイツ語教科書をメインテーマにしてから、夫も私も脳の疲れ方がかなり激しい。

毎日の生活はゆったりしているようでも、雑事に追われて家庭学習の時間をきちんと取ることが意外に難しい。一番良いリズムは、朝食と朝のBSニュース、夫のシャワーの後、ストレッチとマッサージの身体リハビリ、日本語の勉強、昼食と昼寝、その後は散歩。あとは夫の書斎の時間。夕食後はテレビや団らんで、一一時半頃には就寝である。この午前中の勉強時間が病院の外来や大学、整骨院通いなどで取られると、夕食後に勉強時間を作るのが難しい。

夕食が済むとホッとして家族の時間という気持ちになるし、私も疲れてしまって夜はもう頭を使うだけの余裕がない。それでも、何かをしておかなくてはと思う。これはもう強迫観念といってよい。妻の方の心理的なケアも考えなければならない。

今日は夕食後しばらくご無沙汰していた『二級問題集』の四択問題を一〇題やってみた。ドイツ語教科書の課題に日々追われていると、単純に日本語だけを扱う課題はむしろ息抜きのような作用を及ぼす。

テーマは「形式名詞を含む表現」。問題形式はいつもの穴埋めである。

書いてあるだけで、そのレポートは彼が書いた（　　　）だとわかる

四択は、（もの、こと、よう、わけ）からの選択である。

正答率は五〇%。この出来具合をどう評価するか。形式名詞というのは結構やっかいな文法テーマである。教室で学ぶより、むしろ日本に滞在して、日常生活を通して実地に身につけていくことが多い。夫も日本に長く暮らして、いつの間にか形式名詞にてこずることがなくなっていた。これも「〜て」型に似てゆっくりと戻ってくる「待ち」の文法テーマなのかもしれない。説明してどうなるものでもないだろう。

この課題を二人でやっているうちに、再びこのような練習に戻って、毎日の単純な日本語練習を続けていきたいという思いが胸いっぱいに広がった。

〈一月×日　家庭学習〉
いつもの通り教科書の音読から入る。読み間違いが頻発。これはいつもの通り。だが、今日はなかなかのバリエーションである。ざっと挙げてみると――

「格支配」　しはいきこう、かくはいきこう、（再び）　かくはいきこう
「定冠詞」　ぜんちし
「疑問代名詞」　せんもんだいめいし
「融合形」　ぎもんけい、ごうもんけい

そして文法テーマの説明に入ると次のように発展した。

「じゃあ、今日は自分の授業をしていると思って、前置詞を教えてね。前置詞は前にT先生の授業練習でも扱ったテーマだから、少しは慣れたよね」

「では、えーと、前置詞というのは格代名詞の延長線上にある」

「え？　ちょっと待って。その『格代名詞』というのは何ですか？」

「これは、**aus・von・über** とかのことだけど」

「それは『前置詞』よ。あなたの言いたいことを文章にすると、『前置詞というのは前置詞の延長線上にある』となって、何を意味するかわからないんだけど」

「じゃあ、『格代名詞』じゃなくて『代名詞』の延長線上にある」

「ちょっと、それじゃあ、『代名詞』って何？　この前さんざんやったよね」

「er・sie・es とか」

「そうだよ。でも、それがわかっているなら、『前置詞』は『代名詞』の延長線上にあるっていうのはますます理解できないんだけど」

「じゃあ、『格支配詞』か『格の名詞』か『合詞』かな」

「そのどれも文法用語に存在しないよ」

「…うーん」

「今日のテーマは『前置詞の格支配』って書いてあるよね。前置詞が aus・von・nach・zu というのはわかっているんだから、延長線上にあるって言い方をしないで、別の言い方ができないか、もう一度考えてみて」

「……」

「『私の本は机の上にあります』っていうのを英語にしてみて」

「My book is on the desk.」

「ドイツ語に直すとどうなるの?」

「Mein Buch ist auf dem Tisch.」

いささかムッとした反応。かまわず続ける。

「英語の前置詞 on はドイツ語で auf になっただけだよね。それに続く定冠詞 the と dem との関連も見て、この二つの使い分けを見たら何か違うでしょ。ドイツ語の前置詞ならではの特徴があるんだけど、それは何?」

「auf が三格をとること」

「そう、そう、そこまでわかってるなら、英語の前置詞と違ってドイツ語の前置詞は、名詞の前に立つ時、必ず決まった格と一緒に使わなければなりません、と言った方がわかりやすくない？」

つい教え始めてしまい、話がどんどん長くなっていく。夫の好みに合わせて理詰めで解題すると、どうしてもそうなってしまう。たぶん、脳は長い説明にはついてこられないのではないか。もっと短く、夫の「頭の中ではわかっている」ことを引き出す方法はないのだろうか。とことん説明してわからせる方法の授業が、失語症の夫を相手にするとどうも裏目に出てしまう。言葉を引き出す「つぼ」が知りたい！　首のあたりの凝りのつぼを押しながら思う。

奇妙なドイツ語

〈一月×日　家庭学習〉

教科書と毎日にらめっこの日々である。最近の大学用の教材は薄くなった。その分例文の数も少ない。例文は学生にとっては言葉の使い方を最も具体的に実感できるものであるから、教室では教師が適宜例文を補いながら教えていく。夫の授業練習を見ていると、そのような配慮が全くできないまま、教科書をひたすら読み下している。間違った言葉でである。

「これは、ちょっと例文が少ないね。statt は二格支配の前置詞だし、これは例を出しておいた方がいいよね。一つ例文を作ってくれる？」

そしてできあがった例文が以下である。

Statt in die Universität lernt er an der Volkshochschule.

（彼は大学へ行く代わりに、市民講座で学ぶ）と言いたいのだろうが、このような例文が出るようでは困るのである。これでも意味はとれる。だが、教室では文法の規則を教えるのがテーマなのである。

「ちょっと、おかしくない？ statt in die Universität zu gehen（大学に行く代わりに）ならいいけど。でもここは前置詞の格支配がテーマなんだから、statt in のように前置詞が二つ続くような例文は合わないよ。だいたい今、二格支配の前置詞 statt を教えようとしているのに、すぐその後ろに別の前置詞 in をくっつけるようなことをしたら、学生は混乱するよ」

「ドイツ語では、こういう言い方もできる！」

「それは任せるけど、私だったら、教科書によく出ている Statt meines Freundes kommt sein Bruder.（友人の代わりに彼の弟が来る）程度で済ませるけどね」

すると珍しく「そうだね」と言った。それにしても、ドイツ語でこのような例文が出てくるようでは、授業を受ける学生たちも困るだろう。これからはドイツ語の例文も事前に必ず作っておくことと決めて、今日のレッスンは終わった。

〈一月×日　言語リハビリ〉

自由会話から始まる。「最近は何か面白いことありましたか？」の質問に「別に何も」と言っていたが、数日前にベジャールのバレエ「ザ・カブキ」を観に行ったことをそれとなくつついて思い出させることができた。このバレエは夫にとって全く面白くなくて、一幕が終わると妻を夜の劇場に一人残して、さっさと家に帰ってしまったのである。そして面白くなかったバレエのことを観ていない人に説明する課題は、単純な練習問題とは違う展開になり、なかなか興味深かった。

ところで、この夜の夫の行動を後日、夫の姉のクリスタに話したら、愛する弟のあまりに紳士的でない態度に唖然として「それって、脳梗塞のせい？ それとも何？ まともだったら、靖子、離婚話よ！」ということであった。かくも失語症者との日常は「何か面白いこと」に満ち満ちてはいるのだけれど、夫は「別に何も」と答えることが多い。

絵を見て書く短文はかなり質の良い動詞が出るようになった。じわじわと語彙が増えてきた感じがして嬉しい。「(稲) を刈り取る」という動詞が出た時は、先生も私も思わず一緒に「おー！」と叫んでしまった。その傍らで夫が複雑な顔をして「まだ、まだ、先がねえ」と言ったのにまたびっくりした。いつも強気で現状認識ゼロで押し通している夫に接していて、突然、こんなしみじみトーンが出ると、腰がぬけるような驚きなのである。つまり今日、夫の脳はいたって常識的なレベルにあった。帰り道、「私ね、今日のようなあなたの脳が好きなのよ」と愛の言葉を言ったのだが、どうも通じなかったようだ。

進歩の見える日本語リハビリではあったが、家庭では日本語に置き換えられた「ドイツ語文法用語」の理解度というか定着度をめぐる格闘の日々である。だから、しつこく「前置詞」って何とか、「人称代名詞」って何とか聞くことになるが、文法用語に意味の実態感がついてくるまでにはいっていない。次なる問題は教科書の文法説明の日本語文を読んでも理解ができないことである。日本語文の一つ一つがよくはわからなくとも、要するにこの課では何を学生に伝達するか、それがわかっていればよいのだが。テーマの中心に的が絞れない。ぐるりと周辺をなぞるような独特の話し方。語彙の間違い。ドイツ語の間違いすら顔を出すようになっている。そもそも日本語はまだリハビリの途中なのだ。それが終わってもいない段階で、日本人の初学者にドイツ語文法を日本語で教えなければならない。

どう考えても教えるのは無理な話ではないだろうか。ハードルが高すぎるのである。一方で、夫は大学での授業練習は「うまくいっている」といつも報告する。何をもって「うまくいっている」というのだろう。

教室では、不完全な日本語に足を取られないように、ドイツ語の例文を使って学生に理解させるように勧めている。それで最近はせっせとドイツ語の短文を作るのが課題となっている。この作業を始めてから、なるほど「壊れたドイツ語の姿」も見えてくるのである。壊れていたのは「外国語」の日本語だけではない。母語のドイツ語も、日本語ほどの激しさではないが、やはり同じように壊れている。最近思うのは、何語が壊れたという捉え方ではない。日本語、ドイツ語を問わず要するに脳の中で「言葉」そのものを司る部分が壊れたと感じる。

教科書の練習問題も一緒に目を通して必ずドイツ語の正解を作っておく。教壇に立って、学生を前にして、そこでいったい何が起こるのかわからないのが失語症である。万全の準備をしてのぞむ、それしかないのだ。夫の母語への自信はかなりなもので、「ドイツ語？　これは全く問題ありません」

と胸をはって言うのが常なのだが、いやいや、練習問題をやっていると、またびっくりするようなドイツ語の壊れ方に出会って驚くのである。最近は動詞の目的語の格支配があやふやになっている。helfen（手伝う）って三格だっけ四格だっけ？　というレベルである。これでは、教壇に立つ資格がない。

また別のびっくり和文独訳の例にも遭遇する。

「君の古いテレビはいったいどこにあるの？」

Dein alter Fernseher denn wo steht es?

(Wo steht denn dein alter Fernseher?　こちらが正解)

夫のドイツ語文は何と日本文の語順そのままに置き換えただけであった。

「ちょっと、これはおかしいよ。疑問詞を前に置いて、次に定動詞が来て、ドイツ語では定動詞の位置は常に二番目ですって教えたすぐ後に先生がこんな疑問文を作ったら、学生からブーイングが出るよ！」

こう指摘して本人がその間違いに気づくのに一分ほどかかった。納得しない雰囲気ではあったが、気づくと、本人もさすがにびっくりした様子ではあった。

こんな例があるかと思うと、教科書にある独文和訳のような場合、訳された日本語にほとんど間違いがないのにも驚かされた。何の違和感もない普通の日本語文である。リハビリの短文作成で書いている日本語文とは何か本質的な違いがあると思うような完成度である。それが、滑らかに、よどみなく口から出てくる。しかも、イントネーションも含めて、発話される音声も失語症になる以前の懐かしい夫の声そのものである。脳は時々こんな思いもよらない「いたずら」をする。本当に不思議。

今日も形容詞の「述語的用法」「副詞的用法」「付加語的用法」という文法用語の解読から始まったが、この漢字を見ても何が何だかわからないと言う。ドイツ語の例文を作って、その例文にこの文法用語を当てはめていくと、「ああ、あれのことか！」とはなるのだが、漢字の文法用語が目に入ったとたんに、どれがどの例文に該当するのかわからなくなってしまう。テーマが変わるたびに漢字の文法用語に振り回されている。

相変わらず「定冠詞」「不定冠詞」という漢字が出ると、何なのだろう、これがまるで爆弾のように全てを破壊してしまう。「ぐちゃぐちゃになる！」と言う。ドイツ語教科書には「定」「不定」「否定」といった漢字が頻発する。どうも、そのつど「どれが、どれだっけ？」という不安定な状況になるらしい。

漢字が邪魔をするのならば、音だけを聞かせたらどうなのだろう。

「漢字見ないでね、音だけ聞いて、その意味をドイツ語で言ってみて。て・い・どう・し」

「Verb かな？　その前の『て・い』というのが何かわからない」

「じゃあ、『む・か・ん・し』っていうのは、どう？」

「よくわからない」

こんな調子で、しばらくあれやこれやの音を聞いて意味につなげようとしたのだが、これもまた

「ぐちゃぐちゃ」という印象であった。今の段階では漢字も意味の理解の邪魔をするようだし、音だけというのも理解に結びつかないらしい。でも、日常の会話をしている時は、音しか聞いていないのに理解はできている（らしい）のだ。これもまた不思議ではある。

結局、この「定」のつきまくる文法用語を一枚一枚カードに大きく書いて、裏に「読み方」と「ドイツ語の意味」「日本語による用法説明」を書いて九枚のセットを作った。これで毎日練習するのである。でも、練習したからといって覚えられるわけではないのが失語症である。そもそも暗記するという方法も意味がないのは知っている。では、どうすればいいのか…。本当にドイツ語授業の準備として役立つのか、いつも思いながら答えに行き着かない。

日本語の修復

〈二月×日　言語リハビリ〉

自由会話は、珍しく先生の休みの日について質問することから始まった。休みに何をされたのかとか、どんな部屋に住んで、家賃がいくらであるかとか、いつもの「自分の日常の報告」の範囲を越えた会話になった。リハビリの自由会話では、今まで自分から質問を向けることがなく、それがいつも不思議であった。今日は私がちょっとお節介をして話の方向を変えたせいかもしれない。質問形を作ったり、自分の関心を文にする練習になって、話の内容も少し広がった感じがして大変面白かった。「最近はどうですか?」とか「何か面白いことありましたか?」という質問をされて、それに答えるというパターンが定着してしまっていたが、このように方向をちょっと変えてみるのも、案外と良い刺激になりそうであった。

そこでさっそく家でも試してみた。

「いつも私が話しかけるけど、自分から私に何か聞くっていうのもいいよね」

「聞いてるよ」

「そう？」

「もう、ご飯か？」「僕宛の手紙来てる？」「今朝の新聞はどこだ？」

確かに…そうなのでした。


さて、今回のリハビリでは、いつもの短文作成課題のほかに新しい課題が加わった。先生が言う上の句を復唱しながら、それに続けて下の句を作る文章作成問題である。これは、結構すんなりと仕上がっている。

1「大急ぎで」——洗濯物を入れました
2「あの人は」——嘘をつく／声が大きい
（この下の句ができたのには感無量。「～は～が＋形容詞」の文型がやっと出たのだ！）
3「せっかくだから」——夕食にとどまってください
（これはどういう場面を考えていますか、の質問があって、「まあ、もうちょっと、ゆっくり

していってください」の意味と答えて「夕食を一緒に食べていってください」と先生が訂正）

4「タクシーに乗ると」——お金がない

（これもどんな場面なのだろう。「タクシーに乗ったところで、お金を持っていないことに気づいたのですか？」と言われてうなずいて「お金がないことに気づいた」と先生が訂正）

最近は、言語リハビリに同席している時、失望したり途方に暮れたりという気持ちになることがほとんどない。日本語だけをテーマにして『二級問題集』のような課題を家でやっている時も同じだ。日本語の修復がある道筋をたどってゆっくりと進んでいる感じを受けるのである。それに例えばこの3や4の不完全な日本語にしても、健常者相手の初級日本語クラスで教えていれば、しょっちゅう出会う類の例文である。ここに失語症ゆえの頭を抱えてしまうような言語の壊れ方の深刻さを思うことはあまりない。胃がきりきりと痛むような悩みにつながるのは「ドイツ語教科書」を扱っている時である。

二つの言語にからむ複雑さがあって、その複雑さに分け入る道が見えないし、方法もわからない。ゆっくりと修復されている感触もない。私たちは「ドイツ語教科書」を扱うようになって、今初めてバイリンガル失語症の本質的な問題に直面し始めたのだろうか。いや、それよりもひたすら無理をやっている。正しいステップを踏まないで、やみくもに高すぎるハードルを越えようとあがいている。そう言った方が正しい気がする。

〈二月×日　家庭学習〉

教科書は第10課までをやり終えたので、再び1課に戻って二回目の復習を開始した。最初の説明文の音読をした段階でもう「わからない、何を言ってるのか…ドイツ語に訳してくれないか」ということになった。

もう、くどいほどに説明して「わかった」と言ったテーマではなかったか。「不定形」も「定動詞」も九枚のカードであれほど練習したのではなかったか。それが全て、頼りなく消えてしまっている感じである。それで訳すと、「ああ、そのことか」と言う。こうなると、いちいち説明するより、全ての説明文をドイツ語訳して添付した方が役に立つのだろうかと思う。だが、その必要はないと言いきる。「たいていのことならわかっている」のだからと言う。見ていると説明文の漢字の上にローマ字でルビをふっていた。

〈二月×日〉

大学は今や受験シーズンのピークである。毎年、この時期はあちこちのキャンパスに出向いて試験監督をする。帰宅して、今回は「Kキャンパス」が会場であると言う。しかし「Kキャンパス」の場所の記憶が、まるで白く抜けているようで、思い出せないとのこと。ところが夕食が済んだあたりから場所の名前が「Aキャンパス」に変わっている。「ずっとKと言っていたんだけど、今Aと言っているよ。どっちなの」「Aだよ」。こういう例も毎日のことではあって、今さら驚きはしないが、ともかく確認しなければならない。幸い、試験監督の詳細を書いたお知らせが見つかったので、それに目を通すとAに九時二〇分集合とあった。ともかく、私も気をつけていなければならない。つい、言ったことをそのままに受け止めてしまう危険性がある。それほどに、いたって普通に聞こえる話し方の日があって、特にそんな日は要注意。

〈二月×日　家庭学習〉

毎日の学習の中でおびただしい言葉の誤用例がたまっていく。間違いを指摘するたびに、「頭の中ではきちんとした思考が成り立っているのだ」と夫は反論する。だが、ひとたび発話されると、人称変化と格変化の区別がついていなかったり、定冠詞の一格から四格までの変化、der・des・dem・den の意味が間違っていたりする。

ドイツ語の教科書をテーマに家庭学習を続けるこの頃、日常生活の発話運用能力はさらに低下している。ほとんどドイツ語で話し始めるのだが、そのドイツ語が、非常に出にくくかつ意味が取りにくい。日本語も同じである。本人も最近、多少はそれを自覚し始めている。授業をするためには、教科書の理解は当然として、さらに「発話能力」が伸びてくれなければならない。皮肉なことに、理解を目指して頑張れば頑張るほど、ドイツ語教科書との格闘が脳にかなりな負担をかけるらしく、発話能力の低下を招いている感じがする。

言葉を「音にして出す」能力は、振り返ってみると、「一〇〇マス計算」「短文一〇例の音読とリピート、短文書写」「二級の文法問題一〇例」のセットのような単純練習を繰り返していた時が一番良かったような気がする。ドイツ語文法の教科書も気にはなるのだが、今は音読とカード練習程度にして、細かい内容をいじる「やり直し」は休んだ方がよいかもしれない。

そう考えて、今日から再びもとのセットに戻ってみた。日本語三級クラスで昔使っていた「読む練習」のプリントを読んで、リピートする。上の句を読んで下の句を作ったり、文字、語彙の練習問題をする。短文の内容をふまえての質問、会話導入など、日本語教育の教室そのままに再現してみる。すると、このレベルはほとんど間違いがない。「日本語能力試験」三級は問題なく及第である。三級は一応日本語初級の基礎を網羅している。基礎的な文法は終了済み。語彙数からすると四級は八〇〇語程度、三級は一五〇〇から一六〇〇語程度である。夫の失語症もこの段階までの回復を得ていると考えることはできそうだ。さて、三級から二級への一段を登るのはどうであろうか。文章が長く複雑になると同時に、文体もジャンルも実に多様な日本語が要求される。まずは一気に六〇〇〇語を越える語彙（そのほとんどが漢語である）の増加である。初級の基礎ができたら、中級の求めるものは「分量」と「質」なのである。次は『二級問題集』を集中して扱ってみようか。

〈二月×日　言語リハビリ〉

夫の自由会話の報告を聞いていると、自分の言語状況の判断がいかに難しいことであるかを今さらながら実感する。客観的に自分の失語症を見ることができない。だから救われているとも思うが、我を知るゆえに、そこから分析的に意識的に自分の失語症を克服しようとする道筋もあるわけで、それができないことを私はとても悔しく、惜しいとも思う。この頃は、日本語が不備であるとの認識を本人も多少は持っているようだ。だが、日本語と同じ問題が（間違った言葉の選択、あるいは意図する言葉が思い出せない、また文法にも間違いが起こるなど）ドイツ語でも起きているのを本人は絶対認めようとしない。

〈二月×日　家庭学習〉

とても気にはなるが、ドイツ語文法の教科書には触れないで、今は『二級問題集』の課題を集中的にやっている。品詞ごとの壊れ方、あるいは回復の仕方と言った方がよいのかもしれないが、これには明らかに差が出ている。正答率がいつも五〇％というのが漢語・和語を含めて名詞（カタカナはなぜか一〇〇％）である。動詞は七〇〜八〇％、形容詞、形容動詞も七〇〜八〇％と、述語になる品詞の回復が良い。副詞、擬音語や擬態語が八〇〜九〇％、接続詞が弱くて五〇〜六〇％、慣用句、挨拶、感動詞あたりはほとんどいつも一〇〇％である。これが発症から一年余りで行き着いた回復の見える形である。

手探りの家庭学習ではあったが、日本語教育の応用は脳に刺激を与え続けるという意味で無駄にはなっていなかったかもしれない。家庭学習のメリットは毎日の時間投資の多さである。言語の習得は学習時間に比例する。経験的にそう思う。リハビリにも同じことが言えるのかどうか、専門家の意見が知りたい。

リピートでも最近は嬉しい進展があった。今までは聞き取った短文を原文の通りに再構築することを「完成」としていた。最近は、ちょっと長い文になって途中の言葉を忘れる場合、同じ意味の別の言葉を使って文を作り上げるような例が時々出るようになっている。これは聞き取りの段階で意味が理解できただけではなく、同じ意味を持つ語彙が膨らんでいる結果と考えてよいだろう。

次なる課題は「短い文から長い文へ」と「語彙を増やすこと」と「漢字を増やすこと」。これは今すぐに結果が出るというものではない。ゆっくりとした継続の向こうに結果が待っていてくれるのだろう。

リハビリとは…

〈二月×日　家庭学習〉

今日は、病気前に買ってあった日本語の本が読めるかどうか試してみたが、「読めない」。本人もがっかりした様子であった。もともとは気楽に読める本であったのだ。一方、日本語がうまく話せなくても夫は楽観的である。人は口だけでものを言うわけではない。目もものを言うし手も足もある。通じなければ、ああ言ったり、こう言ったりで何とかわからせることはできる。そう思っているから、授業についても、私の持つような切羽詰まった感じにならない。「何とかなる」のである。これは外国人として長く日本に暮らした実践の日々が夫に植え付けた確固たる自信と楽観なのかもしれない。

だが、研究資料としての日本語が読めないことは、夫にとってもかなり深刻な問題である。研究者としての仕事ができないからである。この意識ははっきりと夫の頭の中にあるらしい。

ＯＡＧドイツ東洋文化研究協会のドイツ人スタッフから電話があって、少し話した。夫が書いた最近のドイツ語の文章を「完璧よ、ただ、人の名前が間違っていたけど」と話してくれた。日本語を捨てて、ドイツ語だけに的を絞ったら、もっと自然な回復の道が開けていたかもしれない。二兎を追うもの一兎をも得ずなのだろうか。

短文書写の課題は、しばらくやっていなかったら、書くのに時間がかかるようになった。指の動きがぎこちなく、字も筆圧が落ちて力がない。つまり、リハビリというのはストイックに「やり続けて日々を生きること」以外の何ものでもないのだろう。人が命をつなぐために息をして、水を飲み、食べるのと同じようなことだろうか。いや、それとは違う。リハビリは無意識の営みの継続ではない。リハビリで怖いのは、ある状態が回復したからといって、そこで止めてしまえば元に戻ってしまうことなのだ。

「継続」。言うのは易しい。息をするのも、飲んだり食べたりも私が黙っていてもやってくれる「継続」だ。でも「リハビリ」は私が言わなければ続かない。これがしんどい。そして私の頭の中に「もっと努力しなければ」という強迫観念を植え付けて育てるのだ。「あなたの問題なの！　あなたの言葉の問題なの！　何で私が常につつかなければならないの？　何で自分でやってくれないの？大学に戻りたいのは誰なの？」大学復帰の目標さえなければ、ゆっくりと失語症に付き合って生きていけるのに。誰に対する義務もなく、失語症をただ二人の課題として二人の暮らしの中に位置づけてやっていけるのに。もう、大学への夢はあきらめたら？　ぶつけてもどうにもならない不満が私の中にふつふつと湧き上がって溜まっていく。

夫の壊れた言葉に付き合っていると、いつも台風で壊れた家のイメージが浮かぶ。全体が吹き飛ばされてしまって、原形を留めていないという状態ではない。しかし、家は斜めに傾き、土台の一部は完全に欠けている。土台が残っている部分にしても、その上の方は窓や壁が吹っ飛んで部屋としての用をなさない。修復するにしても、その壊れた部分、壊れ方に応じてやり方は違うだろう。この壊れた家をイメージして、では、まず何から手をつけるか。やっぱりまずは土台なのかなあ。言葉に置き換えれば、文法の修復をまず第一と考えることなのだろうか。土台の次は柱か……ここらあたりでその先がわからなくなる。そしてついでに思ったりする。「半壊とか、半焼とか…そういうのが一番やっかいなんだよなあ、保険だってちゃんとおりないし」。ちなみに、保険の約款には「言語またはそしゃくの機能を全く永久に失った時」に初めて障害と認められると書いてあった。

〈二月×日　言語リハビリ〉

自由会話では、先週教授会があって二度大学へ行ったことを話し始めた。学生の進級か落第かがテーマで、今さら変更できるわけもない学生の例ではあり、退屈に聞いていたこと。それをきっかけに、今までに単位を落とした学生の例とか、進級させるための授業中の努力など、例をあげながら話した。今日の自由会話は、今までのものに比べ量・質ともに抜きん出ていたと思う。

(a)話の内容が「大学で毎年生産される語学履修生のリピーター」という枠を逸脱することなく、終始その枠内にとどまっていた。

(b)発話される文に時制の区別がきちんとついていた。過去のこと、今のことの区別がついていて、聞く方も、話の筋を楽に追うことができた。時称については長く「過去形」が出てこなかったように記憶している。それだけに今日の時制の完成度には驚きがあった。

(c)誰がどこで何をしたかがよくわかった。また、トピックとなっている人物と話し手や自分との関係もよくわかった。

毎日のリハビリを続けていると、ある日突然このようなご褒美が待っている。ただ、このご褒美が安定して、その上に次の回復が上乗せされるわけではない。これが健常者の学習との決定的な違いと言える。だが、このたまの喜びがあってこそ続いていくリハビリでもあるのだ。

再びゼロからの出発

〈二月×日　家庭学習〉

三〇分ほどの練習。ほんの少しではあっても、毎日やることに意味があると信じてやる。

短文の音読とリピート。リピートは、使役とか受動態とか、文法をしっかり覚える場合には、きっちりと文そのままのリピートを要求する。文法が定着したと感じられる場合は、意味が通り文法的な誤りがなければそれでよいことにする。最近は、後者の例が多くなった。今日はしかし、発話のスイッチがなかなか入らず、繰り返し現象も頻発。発話状況には日によって相変わらず波がある。

『二級問題集』は「漢字の読み方」がテーマ。

問一　現代でこそ少数になったが、歴史的に見ると日本人の主な仕事は農業であった。

(1) 現代　1 ぜんだい　2 せんらい　3 げんだい　4 げんらい
(2) 少数　1 しょうすう　2 しょうずう　3 しょうしゅう　4 しょうつう
(3) 歴史的　1 りしでき　2 りきしでき　3 れきしてき　4 れぎしてき
(4) 農業　1 のんきょう　2 のうきょう　3 のんぎょう　4 のうぎょう

このような問題が一〇問あり、全問正解であった。ひらがな書きの四択のヴァリエーションを見ていると、発話のたびに出まくる読み間違いのケースにどれが当てはまってもおかしくない。だが目で見て四択の選択肢を与えられるとその中から正しい読み方をちゃんと選んでいる。脳の中では正しく読めていて、それを音にして口から出す時だけ間違ってしまうというのだ。引っかかってくるのはいつも音・音・音。そして脳の中ではできているらしい正しい「読み方」。この不思議がいつまでたっても私の頭から離れない。夫の脳の中をのぞいてみたい。そんな気持ちにいつもかられる。

〈二月×日　家庭学習〉
ドイツ語教科書も全くしないでは済まされないか。そんな気持ちがいつも頭の隅に居座っているから、時々は第1課からやり直している。やってみるたびに再びゼロからの出発という現実を突きつけられる。繰り返しの復習で際立ってきた問題は、「文法説明文を読んでも内容が理解できない」というものである。一回目や二回目の時にもそのような問題はあったが、これほどの酷さではなかった感じがする。ドイツ語教科書については、何だか前進というよりも、やればやるほど後退するような感じがある。扱うたびにひどい疲労感を覚える。

それでも、話して、話して、話し続けて相互の理解ができるのは、少しずつの「会話」が何とか成立していればこそであろう。言葉を失い、意味不明の音声しか出せない失語症ではない。もっと重度の失語症を抱えた人々とその家族に比べれば、私たちの抱える問題など、嘆くに値しないことなのであろう。甘えてはいけない。そう思って自分を再び立て直す。

だが失語症者は外見では健常者と区別がつかない。身体障害と比べて見えにくい障害である。それゆえにかえって社会生活で吹き出してくる困った問題もあるのだ。夫の場合にしても、「社会の常識」の枠から外れる思考とか行動様式がひょいと現れるのである。しかも「おかしいのは、相手の方だ。自分は至極真っ当である」と主張する。失語症者の夫にはまた別の思考の文脈があると理解したらよいのだろうか。共通の文脈を持たない家族の戸惑いとやりきれない悲しみがある。

〈二月×日〉

ドイツ語の教科書との格闘が続いている。大学の授業はサポートがあれば何とかなるかもしれないが、許可がおりなければ潔く撤退の道を選ばなければならない。妻は心の内で決意を固めている。しかし、夫の方はその考えを一蹴する。ドイツ語の授業は「何とかなる」はずなのだ。あんなに「たくさん予習も復習もした」からである。確かに二人であんなに時間とエネルギーを費やした。その結果妻は「これは駄目」と結論を出し、夫は「できる」と自信を持ったのだ。

ドイツ語教科書を離れて、日本語だけの毎日の規則正しい練習をしていると、脳は着実に回復の道をたどっているのが見えてくる。投げ出さないでよかった。そう実感できる結果を脳は示してくれるのだった。だが今はドイツ語文法を日本語で昔のように教えることには手が届いていないのだ。新学期まであと一か月を切っている。大学側と具体的な話をして、前、教務課長に言われたように「復職後の実際を見ながら再検討」しなければならない時が来たのだ。

夫の「できる」という認識が間違っている以上、それを正しく大学側に伝えるのも妻の責任ではないだろうか。新学期を前に一度具体的な話をする機会が得られればと、私は教務課長宛にメールを送った。

話し合いの場が持てれば、授業の中で起こるであろう問題点も最近の言語状況をもとに説明することができるだろう。そしてサポートの可能性がなければ退職の道を選ぶべきであろう。さらに休職を一年延ばしたとして、どうなるのかわからないのが失語症の現実であった。

だから今は、今できることに集中する。この毎日の学習には正直ほっとする。倒れた直後には全く失われてしまったように思われた日本語を、脳はゆっくりと取り戻している。その手応えが私に明日へと歩いていく力を与えてくれる。話す力はドイツ語も日本語もともに覚束ないように見えていながら、それでもドイツ語の読む力、日本語の文法の再構築は確実に進歩をしている。封印されていた語彙が少しずつ出てくるような感触もある。職場復帰は捨ててもよいと私は考える。いや、夫の反論はこうである。「自分にとっては研究も職場も一つのセットなのだ。研究と教えることは一体で、そこに帰ることが必要なのだ」。

言葉の筋肉トレーニング

〈三月×日　家庭学習〉

脳神経外科の外来に戻ってから、ちょうど一年が過ぎた。早かったというか、いつの間にというか。ストレスに晒された一年であった。本当に疲れた。でも言葉の方は、やっただけの進歩があったと信じたい。だが『日本語表現文型』を使って始めた家庭学習に関しては今では別の考えがある。あの時期に長文の文章読解に手をつけるのは早すぎた。むしろ、最近やっている『二級問題集』のような文法や語彙、文字に絞った練習問題の方がよかったと思う。日本語教育の手順を追って、四級あたりからやり直すという手もあったのにと思う。振り返って初めて見えてくるものがある。

家庭学習の課題は今日は「漢字の書き方」を選んだ。

問題――　ひらがなで書かれた文章の下線を引いた語を四択の漢字から探す。

かがくのしんぽは必ずしもにんげんにとってプラスばかりとはいえない。

（1）かがく　　1 価格　　2 科学　　3 歌楽　　4 貨額

（2）しんぽ　　1 真歩　　2 伸歩　　3 進歩　　4 新歩

（3）にんげん　1 人間　　2 人権　　3 人件　　4 人減

ひらがなの多い文は実際は読みにくく、意味も取りにくいものだ。それで、最初の一歩は黙読。次いで音読をする。黙読の時は意味が何となくとれない様子に見える文も、音読してみると、「ああ」

と、理解できるようだ。同じ形式の設問を今日は八問して、正答率は八〇％。漢字はかなりの数が「消えてなくなった」と本人はよく言うが、この手の問題で八〇％の答えを出すというのは、ひらがなで書かれた文のレベルですでにある程度の理解ができているということだろうと思う。しかも「かがくのしんぽはにんげんにとってプラスばかりとはいえない」の文のように、つらつらとひらがなばかりが連なる箇所を、文節で区切って音読しているのを聞くと、ひらがなとその音から漢字とその意味を引き出す力が残っている感じがする。漢字と意味と音のセットが一致しない難しさは、ドイツ語教科書を相手にしていた時の越えられない課題であったはずである。それが、なぜこのような練習問題では高い正答率を出すのだろう。

法学部に移る前、夫は教養部でドイツ語を教えていた。法学部に移ってからもドイツ語の授業の方が専門科目よりも多かったと思う。長年にわたり教え続けたドイツ語教科書。その文法用語に限って、なぜあのように越えられない壁ができてしまったのだろう。ドイツ語は真面目に教えてはいた。しかし専門ではない。いつも「ドイツ語は食べるための教科」という意識が働いていたから、脳は自分の本当にしたい研究と関係のない語彙は失語症とともにきれいに捨ててしまったのであろうか。たぶん、夫は日本にいても常に自分の専門領域で勝負したいと望み続けていたのだろう。語学教師と違って、言葉はあくまでコミュニケーションと研究に必要なツールにすぎないのだ。

〈三月×日　家庭学習〉

家庭内の発話状況はあまり良好とはいえない。トツトツ感あり、単語も出ない。言いたいことがあるのだが、文章にならない。家族はそれを「リラックス状態のだれのせい」と言う。夫に言わせれば「脳のだれ」のせいではなくて、常に日本語とドイツ語を切り替えることに原因があるという。確かに子供たちとは日本語、妻とはほとんどがドイツ語、テレビは日本語、新聞は英語と脳も多忙である。一方では、上昇変化が顕著には現れなくなるプラトーという時期に入ったのだろうかとも思う。何か発話の能力に天井ができてしまって、その天井の高さの変動の範囲で上昇と下降を繰り返しているような感じもする。

だが、毎日の決まった学習メニューはやり続けている。この「言葉の筋肉トレーニング」の積み重ねがあってこそ、突如素晴らしい変化が現れるのは、もう何度も経験している。今は、短文から長文へ移る練習として、連体修飾や接続詞のついた文の音読やリピートに力を入れている。これは、リピートが難しい。内容が理解できていると、別の言い方で表現しようとするのが増えてきている。これはこれで良い作文練習になるが、あくまで、原文をしっかりとリピートするように促す。文節で切ってリピート、また次の文節でリピートと細かく切って、最後にその全部をくっつけて完成文にする。これはけっこうしんどい作業で、「繰り返し現象」も頻発する。だが、手応えは悪くない。

せめてこのくらいの手応えをドイツ語教科書について持つことができていたら！

日本語のゆっくりとした回復の手応えとはまた別に、何とも手こずるのが夫の「復帰への意志」である。しかも、脳のその時その時のご機嫌次第でいつも揺れている。夫に代わって妻が退職手続きをとるというのは可能なのだろうか。「まさか、本気じゃないよね。君自身が大学に雇われているわけではないんだよ。それに、そんな夫婦喧嘩のとばっちりのような件を真面目に受け付けるとでも思ってるのかい」というのが常識的な大学人たる友人の答えであった。どうも常識的でなくて大学人でもないのが妻ということになるが、大学人はともかく、常識という観点から見ると、まともに授業ができない教授が教壇に立ってしまうことの方が「常識的でない」と妻は思うのだが…。

風の冷たい、冬がぶり返したような午後ではあったが、二人でまた散歩。いつもの森をぬけた所にあるお社に「日本語がまた上手になりますように」と手を合わせる。願いは通じているらしい。ほんのわずかずつでも、進歩が見える。そして今日は「早く大学から返事が来ますように」と願いをもう一つ付け加えた。

〈三月×日　家庭学習〉

今日は残っていた『二級問題集』の「語彙、適語の選択」をやってみた。語彙を膨らませる課題はどれだけやってもこれで終わりというものでもない。それで、かなり頻繁に語彙をつつく課題を取り入れている。最近の正答率はとても高い。

気温が下がってきた。――夜から雪になるらしい。

1 きっと　2 必ず　3 どうやら　4 たしかに

――勉強しなかったのに、試験に受かってしまった。

1 とても　2 たいして　3 なるべく　4 たいてい

こんな四択の問題が三〇問。「いきなり」「すっかり」などの情態の副詞、「ごく」「いささか」「やや」などの程度の副詞、「決して」「おそらく」などの陳述の副詞が、過不足なく網羅されている設問であるが、全問正解であった。

彼の日本語の――――は、とても早い。

1 進化　2 発展　3 発達　4 上達

のような名詞を選ぶ設問も三〇題、これは三つ間違えた。日常の失語状態に毎日付き合って暮らしていると、「ああ、通じない！　出ない！　意味が曖昧！」とがっかりすることばかりであるが、一方で、このようなチェックをしてみると、夫の脳の中に残っている語彙の豊かさにまた驚かされるのである。再学習の刺激が引き出しを開けて、中にたまっていた言葉を出してくれている感じがする。無の状態になってしまっていたら、ダメージを受けた脳にとって、これだけの分量を再び学習し直すことは無理だろう。正解を当てる時の勘の働きも最近はかなり良い。

「この頃、パパの日本語ずいぶん駄目になったと思うけど」と息子が言う。確かにドイツ語で話し始めることが多いし、日本語が意味の通じる文になるのに時間がかかりすぎたり、不明な音の連続であったりする。だが、こんな現象は今までも繰り返し現れ、そうかと思うと突然滑らかに話してみたりする。話し言葉の状況に一喜一憂するのはあまり意味がないと最近よく思う。大事なのは、専門家のリハビリを受け、またやるべき家庭学習をきちんと積み重ねているという事実である。さらに、どんなに話し言葉が不安定であろうと、書く文章が構文的に安定してきていること、語彙の数もどんどん増えていることである。続けること。それだけが今の支えであり、唯一の方法である。そして、壊れても学び続ける脳の力にあらためて畏敬の念を覚えるのだ。

だが、大学の授業のことを思うと考えはラディカルに変わる。のんびりと脳のあるがままの歩みに歩を合わせるわけにはいかない。発話の状態はもっと良くなってくれないと駄目なのである。

〈三月×日　家庭学習〉

大学からその後何の音沙汰もないままに日が過ぎてゆく。授業はいったいどうなるのだろう。心配しても答えが出るわけではないから、せめて答えの出る具体的なことに精を出す。今日も、だから日本語の学習。音読とリピートである。漢字の読み違いがいつもよりかなり多い。ここまで間違ってくれると、脳の想像力及び創造力にも感服である。

努めて（はじめて）
平静（へいじょう）
装った（あらそった／おろそった）
心（かれ）
手近（てみぢか）
根（かぎ）
実際（じじつ／げんじつ）

通り抜ける（はしりぬける）
夕日（ゆうぐれ）
難しい（さびしい／きびしい）
都会（かんきょう）
郊外（とかい）

これらの漢字は、一つだけ取り出せば、正答率ははるかに良い。だが、文章の中では、とたんに間違いが多くなる。周りのほかの言葉の干渉を受けてか、すぐ前に読んだ漢字に似た読み方が現れたりもするし、文脈からは考えられない、関係ない読み方が現れたりする。そして、間違った読み方は間違ったままに、繰り返し現象を起こすことが多い。読み方の練習では、漢字やかなの文字ひとつひとつに意識を向けて読むように促している。「漢字をていねいに読んでね」「間違うかなって、思いながら読んでみて」などと声をかけながら。

自分の発話の正誤をチェックするのはまだ難しい。しかし、ごく最近になって、音読している際に「あれ」と間違いに気づくことがまれにある。次の進歩であれば嬉しい。短い文を長い文に拡大させること。語彙のさらなる獲得。これは今の最大の課題である。文の基本タイプとしての動詞文、形容詞文、名詞文の構造は最近ではほぼ戻っていると感じる。それぞれの文が必要とする助詞の使い方もかなりの完成度である。このレベルは卒業した。次はこの文を拡大する練習が必要となるだろう。拡大の要素はたくさんある。

複文も、まずは短い文の例を使って、従属節を名詞節、連体修飾節、副詞節や引用節と整理して練習してみよう。文型を軸において家庭学習をしているせいか、短い文から長い文への拡大練習などを楽に組み立てていくことができると思う。

音読のメリットは、意味の切れ目、つなぎ目、何が主語で何が述語か、そんな文の構成要素が、理論としてでなく、音と息づかいで実感できることにある。読んでいる私の方も、音読によって文の解析をしているようなところがあって、気づくことが多い。

三月も今日で終わる。大学は来月九日に始まる。教務課からは、学部長を交えての懇談をするのでまた連絡するとの返事があったきり進展なしである。大学は夫の失語症をあまり深刻に思っていないのかもしれない。実に他人には見えない障害なのである。復帰後は元気に大学に通っていたではないか。ちょっとした立ち話の日本語だって特に問題はない。ドイツ語でも話しているのだ。専門科目は別として、ドイツ語の授業ならできるではないかと。ドイツ語授業で吹き出してくる失語症の実際を知るのはT先生と妻だけである。

何で今、また入院！

〈四月六日〉

大学からは何の通知もない。夫が授業をするのはどうも覆すことのできない事実となっているらしい。割り当ては週五コマの授業である。この「ドイツ語授業週五コマ」には、失語症をかかえての復帰に対して充分以上の配慮がなされていると私は思う。憲法学関係の授業は外してある。たぶん失語症では専門性の高い講義はできないからとの配慮なのだろう。ドイツ語の授業だけ。楽な仕事を、週五コマという考えられないほど少ない時間数に絞って用意してくれているのだ。TAのサポートは、今のところ該当者がいないのだから、提供しようがない。ぼちぼち始めてください。様子を見ましょう。そんな感じなのだろう。問題は、夫の失語症にはこのような配慮では対処しきれないということなのだ。

午後、昼寝のあと夫は散歩に出かけた。だが戻ってくると胸が圧されるように痛むと言う。吐き気がするとも言う。心臓かもしれない。やはり心臓は復帰には耐えられない状態であるのかもしれない。失語症だけが問題ではないのだ。息子の運転で総合病院に。すぐに循環器科の検査が始まった。

病院の廊下で息子と二人検査結果の出るのを待つ。

「これで、ある意味答えが出たよね」

「一回はともかく復職できたんだし。これで幕引きだね」

二人で勝手に結論に達して何となくほっとする。でも一抹の寂しさと心臓への心配が今度は胸いっぱいに広がっていく。

検査の結果、心臓に問題は起きていなかった。だが痛みは取れないという。次に疑われたのが胆石症で、すぐに消化器内科に回された。エコー検査の結果はやはり胆石症との診断で、「これは手術ですね」とあっさり言われた。三週間ほどの入院になるだろうとの話であった。

胆石と聞いて、今度はまた別の意味でほっとしている。よかった、心臓ではなかったと。だが…そうなるとここで幕引きというわけにはいかないのだろうか。このシナリオはどう進展するのだろう。とにかく、ばたばたと家と病院を往復して入院の支度と手続きを済ませた。教務課長宛にメールを送る。

〈四月七日〉

夜、教務課長と電話で話す。九日からの授業は今、代講の先生を探しているとの話であった。やはり大学は授業を当然やるものと決めていたのである。思い切って私の意見を率直に話した。復帰は無理だと思う。この入院が辞める潮時なのだ。温情は涙が出るほど嬉しい。だが、それに甘えるわけにはいかない。だが、教務課長の返答は、授業は代講の先生に頼んで、一か月後に復帰すればよいというものであった。夫の復帰への思いを支えようとの変わらぬ善意であった。だが授業をするならサポートが要る。しかしＴＡも結局該当する院生がいないということであった。そして妻をＴＡにというのは、まず身内が教壇に上がること自体が非常識であり、また業績もないという理由で無理であった。大学としての当然の回答である。でも、だからといって夫を今の言語状態のままに教壇に立たせてよいのだろうか。授業ができるかどうか、チェックするべきではなかったのか。ステップが一段抜けている。教育の倫理が失語症者の復帰への甘い認識で脅かされている。大学の危機管理はどうなっているのだろう。

腹腔鏡手術は無事に終わり、四月二〇日、退院。授業復帰は五月七日と決まった。

手術後、日本語の能力が極端に衰えてしまった。身体や脳への負担が言語状況に影響しているのであろう。だがそれはそれとして、この入院中私は夫のあまりに楽観的な現状無視の態度に終止腹を立てていた。手術までの毎日はのんびりとドイツ語や英語の本を読んで過ごしていた。ドイツ語の教科書に目を通そうという気は全くなかったのである。一人ことの重大さにうろたえて、必死に教案をローマ字書きし、ドイツ語訳を付け、練習問題の答えを作り、一課ごとに時間配分した授業ノートを作成していたのは妻なのである！

〈四月二一日〉

授業準備にとりかかる。もう時間の余裕はない。授業は九日に始まっているから、今は第2課あたりをやっているのだろうが、流れを把握するためにも1課からやり直すことにする。

教科書を開いてまずは音読。声が弱々しくしゃがれて、ドイツ語も日本語もまずは聞き取れない。これは体力の消耗から来ているのだろうか。体力が戻れば言葉も再び勢いを得ると信じたいが。そして本人の言葉。「もう、何が書いてあるのか全くわからない」。今日はともかく声出しの練習のみで終わった。たった二週間の入院であったのに、声帯だけではない、肩の筋肉もやせ細って、また右肩がだらりと落ちてしまっている。筋肉のリハビリも…また最初からやり直しだなあ。

妻の結論

〈四月×日　家庭学習〉

ドイツ語教科書。1課、動詞の人称変化をやり終える。もう信じられないほどに全てが消え失せていた。「消え失せる」現象は二度目の復習の時にも現れてはいた。だが、今回は「動詞の人称変化」という文法テーマが何を意味するのかわからないレベルである。夫の専門分野に置き換えれば、「政教分離」とか「市民宗教」とか「人権」を講義でどう扱ってよいのか全くわからないということなのだ。大学で授業練習をやっていた去年の一学期と比べても、信じられないことが起きている。これではまるで脳梗塞直後の状態に戻ってしまったみたいだ。

サポートも得られないという。妻の作成した授業ノートを、ローマ字書きであるから「音」だけは何とか出して九〇分を終える。それが精一杯という状況に追いつめられているのが今である。文書できっちりとことの経過を説明して、復職は無理だと伝えるべきだろう。だがここは日本だ。アバウトにことを流していく道もあるのかもしれない。「あとは考えながら」と皆が言うように。でも、何を考えながら？

問題となるのは、あくまで本人が自分で決断して「辞める」と言わない限り、大学は教授を辞めさせられない職場であるということである。妻が辞めさせる手続きをとれるはずもない。その結果、現場では何が起こるか。学生には理解できない授業が提供される。それをほうっておいた大学には、教育機関としての倫理が問われることになるだろう。失語症をかかえての復帰は、それが教育者の場合、こういう問題に発展し得るのである。

それにしても…失語症の回復の道のわからなさよ！　日本語の文法的な回復は着実に進んでいる。「日本語能力試験」の二級問題などの正答率の高さがそれを物語っている。だが、その着実な歩みとは裏腹に今回のような「後戻り現象」が現れるのである。授業準備はもう全く妻の授業準備になってしまった。教科書を使って模擬授業をやってもらうが形にならない。「動詞の人称変化」のテーマを扱うのに、その担当教授にまず「人称って何？」から説き起こしていかなければならない。もう時間がない。ローマ字書きの授業ノートを読み上げてもらって、時間配分とか、学生にどんな質問をし、どんな練習問題をさせるかを説明しながら、予行練習をする。ノートはまるでト書きのついた台本である。何だか棒読みという感じで抑揚がない。変な所で切って読んだりしている。これは全く絶望的な状況である。

授業は結局一人ではできないことが明白になった。私は後方支援として、学生たちに私のメールアドレスを知らせるように夫に言った。せめて学生のためのサポート役をしよう。だが、それで足りるものではない。大学の教室は担当教授の聖域である。その場も内容も支配しているのは教授なのだから、妻も夫の許可があるならば、授業参観してしまえばよいとヒントをくれた友人がいた。妻が見ていて通じていないと思われる箇所はプリントやメールで随時補うこともできるだろう。それに、授業がめちゃくちゃになり始めたら、飛び入りで修正する手もあるだろう。大学はもちろんこんな暴挙は許さないだろう。だから黙って、そっと。それに見つかったとて、ここで初めて失語症について大学側の担当者と話す機会が得られるのだ。そして夫の脳も、そこまでの騒ぎになれば、さすがに自分の立場に気づくのではないだろうか。以上が妻の結論である。夫の結論は？　日によって変化する。ある日、「大学は僕のテリトリーだ！　何でお前が口を出す！」と言う。ある日、「もう、君が手伝ってくれなければ授業ができないのがわかった」と言う。ある日、「自分一人でできる。今までもいつもそうやってきた」と言う。ある日、「日本人のお前が何でドイツ人にドイツ語を教える！」と言う…エトセトラ、エトセトラ。

なぜ妻がこうも潔癖に考えなければならないのか。何がいったい今のテーマなのか。言語は社会的ルールである。失語症者の夫はそのルール違反者なのだということなのか。でも、私は何でほったらかしておけないのか。なるようにしかならないことならば、ほうっておくしかないのでは？　だいたい、復帰の問題は大学と夫の問題なのだ。妻の出る幕ではないのに。いや、夫の脳に判断力が欠けてしまったから妻が出しゃばらなければならないのだ…。妻の脳もいたく混乱の態である。混乱した脳の出した結論、危なくないか？　いや今は振り返っているから無理も見えるのである。渦中にあって、妻はただ前に向かって突進！　それしかできなかった。思い詰めていた。追いつめられ、焦っていた。

教壇に立つ者の責任

〈五月×日〉

大学復帰の第一週目は二人で引き継ぎのために代講授業を参観した。代講の先生にすれば、何で妻が？と思われたかもしれない。仕方ない状況なのだ。来週からは夫のト書きの台本も書き続けて授業が台本通りに運ぶかを見届ける役が妻なのです。代行授業の今までの内容を知らなければ来週からの授業準備もできないのです。ああ、でも誰がこの事実を理解できるだろう。先生方は「胆石入院」の教授の代講をしただけであったのだから！

四コマの授業を三人の先生方が担当していた。当然進度のずれが生じる。台本作者としてはまた、ちょっと手直しがいる。こうして三日間大学に一緒に通ったのである。

授業をしたわけでもない、ただ授業を参観しただけなのに、最終日は二人ともがっくりと疲れ果てて家に着いた。食欲もない。夫はこんなに疲れた日には和食などとても食べられないと言う。ドイツの黒パンにソーセージが食べたいという言葉がとっても切実に聞こえておかしい。だんだんと夫の食事の好みも故郷の味に戻っていく。

土曜日の夜九時頃、夫に教務課からメールが入った。学部長から「教室には夫だけが出るように」との指示があったので、妻の参加はしないでくださいという文面であった。夫と授業参観したにすぎない。だいたい失語症者の家族は常に患者に付き添う。病院の外来から歯医者、眼科の先生も常にそれを求めるし、また家族もそれが必要なのを実感している。ましてや、大事な授業の引き継ぎである。担当の先生の承諾も得ている。なぜ？　それに授業参観そのものを禁止とは今まで聞いたこともないのだ。

サポートの件は秋から問題提起をしていた。一人で授業をさせるのは無責任だと言い続けてきた。この言語状況では退職しかないとも言い続けてきた。それに対して、話し合いもなく、何ら具体的な処置もされないまま新学期が始まってしまった。夫は限りない温情を受けて職場に首をつなげ、学生たちはまともな授業が受けられない。学生たちはその授業が粗悪品とは知らずに履修届を出す。ドイツ人の先生というのもちょっといいかななどと思って。そして蓋を開けてみて初めてわかるのだ。答えを出す時が来ているのではないだろうか？　教務課長宛に返信を書く。もうここまできた以上は率直に書く。夫の失語症の問題をせめて説明する機会を与えてほしい。夫一人の判断に任せておけない事態なのです。このままでは何も解決しない。「伏してお願い申し上げる」メールになった。

〈五月×日〉

教務課から今回の件について具体的に何が問題なのかを説明するメールが届いた。初めて大学側から提示された書面である。

「昨年まで、授業を本人が行わず代理人が無届けで行った例があったため、学部内で倫理規定を作成し今年度から運用している」。そのため、夫に関し「そのような指摘が学生からされることを現状では恐れている」という内容であった。授業参観しただけなのに？　だが、「恐れる」向きがおかしいのではないか？　だいたい夫が今の言語状態で授業をすれば「授業にならない授業をする教授がいる」という学生の反応こそすぐに出てくると容易に推測できる。大学側はそのことをまず一番に恐れなければいけなかったのではないだろうか。「倫理規定」というものが作成され運用されているのならば、それはまず授業をする本人と提供する大学自体に向けられるべきではないか。夫のケースの場合、脳の損傷の結果として正しい判断ができないのだ。それをそのままにしておいてよいのか。教える者の「倫理」、まともな授業を提供する大学の「倫理」。まさにそれこそ夫の失語症と復職の問題にからんで、妻がずっと発信し続けたテーマではなかったか。その理解のために話し合いの機会を設けてほしいと願い続けてきたのだ。

だが、大学は失語症を妻が思うほど深刻には捉えていなかったようだ。何よりも病に倒れた教授の生活の糧への配慮を第一義に考えてくれたのである。私は再び限りない「温情」を思った。この期に及んでなお「休職や退職ではなく、どのようなサポートで乗り切れるかを相談していきたい」という。だがTAに該当する院生はいない。そのことがあっての妻の悩みであったのだ。腹を立てながら感謝するという相反する感情を持て余すことになった。

大学と失語症者とその家族の間に不幸な行き違い、誤解が生じていた。話し合って理解につなげるというステップが抜けることによって。この顛末についての夫自身の考えは結局よくはわからない。傍らの妻が何だか騒ぎを起こしている。そんな程度に思っている様子が伺われた。私はいったい今まで、何を一人で悩み、思い詰めてやってきたのか…。砂を噛むようなやりきれない思いが胸いっぱいに広がっていく。しかしこうなった以上、あとはもう大学に任せればよいのだ。妻の出る幕は終了である。長い間窓口を開いて大学への橋渡しをしてくれた教務課長に非礼を詫び、長きにわたる温かい励ましに礼を述べて、私は幕を引いた。

鬱々とした日々

〈六月×日〉

子供は誉められて育つという。脳もまた然りというようなことをどこかで読んだ。誉められた幸福感はドーパミンという神経伝達物質を育て、意欲、感動などのポジティヴな脳活動に結びつくという。私は誉められることがなかった…そんな気持ちが私を襲う。夫から「ありがとう」と言われることもなく、大学からはまるで倫理にもとる人扱いをされて。気持ちはどんどんと下降線をたどる。私の脳はこの数年ただひたむきに働いて疲弊し、その疲れを補う栄養素が不足していた。疲れた脳が欲しがるのは甘いものだけではない。甘い言葉だって欲しいのだ。鬱々とした日々であった。その傍らで大学の授業は進行する。ト書きつきの台本はもう、全く機能不全に陥ってしまった。ローマ字書きの台本をただ読んで済ますというのも難しいことであり、台本と夫の授業の間に溝が生まれ、つじつまが合わなくなっていくのにたいして時間はかからなかった。授業が機能していないのは学生から妻に届く質問メールを見れば明らかであった。だからといって、台本ではもうカバーしきれない。せめて質問を寄せてくる学生には細かに解題をして支える。それだけであった。

夫は授業に関しては何も言わない。私も何も聞かない。病院の外来もリハビリも私は一緒に行くことをやめた。家庭学習もやらない。もう終わったのである。夫の疲労は見るだけでつらくなるほど酷かった。次の心臓の発作がいつ出てもおかしくない。だが私にはその現実を受け止める余裕もなかったし、発車してしまった汽車を止める術も持っていなかった。

六月半ばからTAが週二コマの授業に付いてはくれたが、それで足りるという状況ではなかったらしい。夫は実際に大学へ通うようになってその大変さに気づいたのか、初めて「もう、できない。辞める」と言い始めた。やっと口にした「退職」の希望だというのに、私はもう取り合わなかった。妻が口出ししてもどうにもならないのは経験済みではないか。もう私は幕を引いた。あとはあなたと大学で答えを出してください。辞めるなり、続けるなり、自分で決断して行動に移してください。大学は妻の意見を求めていない。妻の手続きも求めていない。私は知らない。私の問題ではないの。頑張りすぎたあげく、妻の心は病み始めていた。不寛容、何もかも許せない。復職は無理だと思いながら、何でここまで自分までが頑張ってしまったのか…。許せない。何よりも自分自身が。

気持ちを切り替える必要があった。失語症を忘れよう、自分のテーマとして背負い込んでしまうことから逃れよう。私は一人で美術展を見に上野に出かけ、コンサートに足を運び、時には息子のお勧めの漫画も読んで、無理やりの気晴らしに逃げ場を求めた。だが、楽しくなかった。心が干涸びていた。感動という心の美しい反応が消え失せていた。そもそも、こういう楽しみは人と感動を共有することに意味があり、喜びがあったのである。「共有」、どうやらこれが、夫の失語症に関わるようになって以来、常に私が求め続けたキーワードのようであった。それが、「一緒に失語症に関わることもなかった。一人でただ、空回りして闘っていた…」。思いはどうあれ失語症に戻っていく。忘れることはそもそも無理な話であった。失語症は現実に家族の日常の中にあり続けて、消すことはできなかった。

家族の病

〈六月×日〉

例年になく涼しく乾いた初夏である。心にぽっかりと空いてしまった穴を埋めたい。鬱症状を持て余しながら、できることといったら膝を抱えての意味のない暇つぶし。

私たち夫婦の関係はひどく悪くなっていった。妻の方からの話しかけがなくなると会話の数は激減する。単純な事務連絡。これもコミュニケーションには違いないが、心を育てるものではない。そして、事務連絡以外に話が及ぶ時があれば、それはどうやって解きほぐすのかわからないほどこんがらがった誤解の山を作っていった。

中でも夫から私に向けられる疑いや不信感は、奇妙な非現実の記憶と結びついて私を苦しめるようになった。大学の日常の負荷に悲鳴をあげ、脳の神経回路は千々に乱れていたのだろう。別の人格を持った夫がそこにいた。そして相対する妻の方は心を閉ざしていた。言葉で表して初めて理解し合うことができると信じ、そのための言葉を求めての今までであったというのに。頑張ってきて、たどり着いた結果がこの有様なのであった。この時期コミュニケーション不能に陥った親の間を、二階と一階の間を往来して調整役にこれ努めたのが息子であった。親は常に子供たちの足を引っ張らないように、子供らの自立を阻まないようにと思い続けてきたというのに。夫を軸にして、同じ屋根の下で暮らす家族はこうしてもろに失語症に巻き込まれてしまった。一人の病ではない。共に病む「家族の病」が発症したのである。

〈六月×日〉

数日前から *Ratgeber Aphasie* という本を読んでいる。書名は「失語症への助言、相談相手」というような意味である。混乱して前が見えない時とか今のように自分を見失っている時には、ドイツの本を読むことが多い。一般的に視点が日本と多少違っていて、多くの本が失語症を「家族の病」と位置づける見方があって興味深い。失語症を病む本人だけがこの病気の当事者なのではない。それに関わる家族も共にその病に巻き込まれる。その両サイドの問題点を解き明かしながら考えてくれる。家族の悩みを共有してくれ、具体的な対処の方法を示して混乱した家族の脳に道筋をつけてくれる。対話の相手を務めてもくれる。

読みながら参考になる点は多々見つかった。夫の側の理解を過大に評価していなかったか。話す言葉はその不完全さが即聞き手にわかるが、外に現れない夫の脳の中の理解の程度は家族にはわかりにくい。なまじ取り戻した言葉による会話が（不完全ながらも）成立するがゆえに、かえって本当の理解に行き着くまで家族は努力をすることがなかったということはあるだろう。

ところで「家族の病」であるが、どんな病にしろ多かれ少なかれ家族が巻き込まれるのが普通ではないだろうか。介護に疲れ果てた家族の苦しみも「家族の病」の一つといえるだろう。なぜ、失語症については「家族の病」ということさらな捉え方をするのだろう。それが不思議であったが、この本には以下のように説明があった。

コミュニケーションの成立のためには最低でも一人の話し手と一人の聞き手が前提となる。つまりコミュニケーションは話者とそのパートナーとの「共同作業」によって成り立つ。これを失語症者とそのパートナーの関係に移してみたらどうなるか。失語症者の発話は不完全であり、それを受け取る側にも理解の不完全が生まれる。失語症者ゆえの不完全な会話は、実は健康な聞き手や家族にも等しく降りかかり、双方の間に「理解の壁」を築き、コミュニケーションを妨げるのである。つまり「失語症は伝染するものであり、また家族の病でもあるのだ」と。「我々は治療する時、失語症者自身とそのパートナーをあえて区別しないものです。なぜなら、その両方が同じように失語症の不幸に見舞われているのですから」という言語聴覚士の言葉も載っていた。

なるほど、あくまで意思の疎通不具合という「理解の壁」の面に光を当てて論じる視点である。それゆえに、この本は「助言」という書名にもあるように、具体的な対処の仕方にも触れている。つまり「コミュニケーションのステラテジー」を手にすることによって、話者と聞き手の「共同作業」をより円滑にしようというわけである。

さて、この本の随所に出ている「共同作業」という前提である。夫の失語症においては、まさにこの「共同作業」が成立しなかった。それが家族にとって最大の問題であった。例えば「家族の病」の具体例として、役割の変化があげられている。夫が失語症であれば、「権威の失墜」。家長としての自律した役割を失うことでもある。そして、妻の側は今まで夫にゆだねておけばよかった家計の事務処理、銀行・保険などの管理を夫に代わって新たに引き受けなければならなくなる。また言葉の通じない障害のために、いつも付き添って社会的な手続きを手伝わなければならない。片や失うことの問題、そして片や降りかかった新しい役割の問題である。我が家でもまさにその通りのことが起こった。だが、「家族はそれぞれの新しい役割分担について、一緒に考えるべき」となると、そうはいかない我が家のような例もあるのだ。夫にとっては「脳梗塞になる前も今も自分は同じで何ら変わっていない」のだから、「一緒に考える」必要もないのである。せっかくのコミュニケーションのステラテジーも我が家にあっては参考にならない。

「家族の病」はそれぞれの家庭で別の症状を持っているようであった。失語症者が百人いれば百通りの失語症の症状があると言われる。私は我が家の「家族の病」に思いを巡らした。

例えば職場復帰の顚末を思い返しながら、腑に落ちないことがある。失語症は夫の病であった。それなのに、なぜ妻の私がこれほど深く夫の問題に関わってしまったのだろう。病む夫を妻が看病する。それとは何か本質的に違う。まるで自分自身の問題であるかのようだ。妻までが失語症を共に病んでいるとか、あるいは失語症にからめとられてしまったような感じである。なぜあそこまで思い詰めてしまったのだろう。そのままにしておけばよかったのだ。そうすれば初めからなるようになったであろう。あるいはなるようにしかならなかったのだ。それなのに、なぜ？　一心同体というのだろうか。いや、たまたま私が語学教師であって、教室で教えることに強い責任感を持っていたからなのか。夫に恥をかかせてはいけないとも思っていたのだろうか。

夫の失語症のために代弁をしているのか、自分の失語症のためにメッセージを発信しているのかさえわからなくなっていた。夫が失語症になってから私の内に生まれてそのまま居続けているこの「距離のなさ」が不思議であって、またひどく重たくもあった。しかも、これほどにくっつきながら、共に失語症を闘っているとか失語症を「共有」しているという気持ちが私の内に育たないのもまた変である。私たち夫婦は以前はこんな関係ではなかった。それぞれが自立して自身を律する人格として向き合っていたはずであった。二人が独立しながら、それでいて共有している部分は確かにあったのだ。

これもまた「家族の病」の一つと言えるのではないだろうか。私には夫自身の根本である人格がどこかへ消えてしまったような頼りない感じがする。それぞれが一人の人格として独立して、ある距離を保ちながらの関係を築いている。そんな当たり前な二人の関係を失って久しい。

夫が失語症になってから、私は子供を連れて小児科に通った頃をよく思い出した。自覚のない子供、あるいは症状を説明できない子供の代弁を常に母親がする疎ましさである。今の夫と私の関係はそれに似ているようでもあった。夫に対する私の密着はこのような「子供扱い」の例なのかもしれない。別のページにそんなことが書いてあった。家族に求められる失語症者への態度、あり方である。

失語症者への尊敬の念を持ちなさい
普通に振る舞いなさい
失語症者は子供ではありません
失語症者は立派な大人なのです
失語症者は精神的に障害をうけてはいません
失語症者に代わって話してはなりません
失語症者から言葉を取ってしまってはいけません

間違いを直してはいけません

一つ一つの項目に頷きながら、でも、どうも我が家のケースに当てはめることはできないようでもある。ちなみに、このような内容は今まで読んだ日本の失語症の本でも似たりよったりであった。

またある箇所には「物事の決定は失語症者自身に任せるべきである」とも書いてある。これは、そんなにはっきりと言えることなのだろうか。我が家の場合、任せておいてそれでよしとはいかないことが多いのだ。家庭の中だけの決定ならまだいい。だが、家庭の外の社会に対しては？　そして一つの疑問が湧き上がる。失語症の症状とは、この本の言うように、全く単独に言葉だけの問題として扱うことが可能なのだろうかと。この本だけではない。例えば「失語症は思考力はあっても、話せないだけ」「言葉の機能だけに問題が起こっているのが失語症」「言語以外の能力は保たれている」「行動の異常はない」「失語症は知的機能の低下ではない」等々と、我が家のケースとは異なるのが、日本でも一般的な「失語症」の説明であった。「言葉、言葉」と追い求めてはきたけれど、言葉と同じように、いや、むしろまずは心が、あるいは精神機能が壊れてしまっていて、それと結びついて言葉も壊れてしまったと感じる。この心が壊れたということが二人の共通の土台、あるいは文脈を崩してしまったのだ。そしてこの「心」こそ、言葉以上にどうやってアプローチしていいのかわからない脳の働きなのであった。あるいは、言葉と心は表裏一体と考えることもできるのだろうか。そうであれば、失語症のリハビリは言葉と心の両方に働きかけるものでなければならないだろう。

〈六月×日　脳神経外科外来〉

M先生の外来。「京都に行かれたんですか？　よかったですねえ」と先生もいつも日常会話から始められる。「京都は昔、学生時代に住んでいたので、懐かしいですね。いい所でしょう」。そう言って先生はいつもの遠い所を眺めるような目をされた。研究留学をされたベルギーやドイツの思い出に触れる時、「ヨーロッパはよかった」、そう言って懐かしむ遠くを見る目がある。そんな先生の「懐かしむ眼差し」に触れるたびに、私は脳への愛しさを思う。「懐かしむ」。脳がこんな美しい高度に洗練された働きをすることに驚き、胸を打たれる。そして、いつものことなのだけれど、ふと思う。私たち夫婦はもう、久しくこんなふうに昔を懐かしむことをしていないと。

先生のあの「懐かしむ、遠くを見る目」に出会うたびに、何か温かいものに包まれるように感じ、その温かさに心がほどけて別のことも思うのである。失語症の今は今として、でも、私たちもたまには、古い写真を一緒に見ながら、あの時はよかったね、お金があんなになかったのに楽しかったね、あの頃は勉強に夢中でいながら、その先が見えなかったね、などと話してもよいのだと。

わかってもらえない失語症の現実

どうやって対処していいのか、わからない脳の働き、そして脳の回復の道筋であった。毎日顔つき合わせる家族にとってもわからない、ましてや職場の関係者に何がわかるだろう。六月半ばから「暫定的な処置として」二コマの授業に院生のTAが付けられたが、学生から妻に送られるメールには、この半端な処置が不平等であるという指摘とか、せっかくのサポートも役に立たないとかのコメントが控えめに記されていた。せっかくの大学の配慮ではあったのだが。

その配慮ということでいえば、次の進展もまたさらなる問題を引き起こす種と思われるものだった。来年度のカリキュラムが決まり、夫に再び専門科目の授業が割り当てられたのである。その日、夫は疲れてはいたが顔を輝かせて帰宅して、「カリキュラムが元に戻った」と報告した。やっと本来の自分が大学にも認められて、本当の意味の復帰が完結する。夫が当然と思いつつ待ち望んだ結果であった。

大学側は相変わらず夫の失語症の現実を認識できないままに、復職した教員の当然の枠として専門科目を振り当てている。だからといって、これは大学当局に文句を言う筋合いのものではない。大学はまず復帰の手順として四か月間授業のない「慣らし復帰」を準備してくれた。次の一年間は専門科目を外した語学授業だけに絞って様子を見る。そこでサポートが要求されれば、できる範囲でTAも付けて対応している。そして復帰二年目の学期からはカリキュラムを元に戻していく。支えながら段階的に負荷をかけていくステップは整えられているのだ。その点において「ここまで復帰について考えてくれる職場は少ない」のである。だが、ここで不幸なのは失語症についての認識が夫自身にもなく、大学側にも今一つなかったということなのであった。妻は失語症の夫を復帰させる危なさを言い続け、大学側は夫の復帰について善意の配慮をし続ける。なのに両者の思いは行き違って接点を見いだせない。コミュニケーションが成り立っていない。まさに失語症ゆえの問題が起きている。

夫の職場復帰にからんでつくづく思い知ったのが、この目に見えない障害としての失語症の難しさであった。夫の失語症状が授業をするに足りないことを妻は折にふれ大学側に伝えていた。だが、妻の叫びよりも夫のまるで健常者のように見える外見の方が職場に与える印象が強かったようだ。誰もが、深刻に考えてはいなかった。大学は常識的な、いやそれ以上の配慮をして病に倒れた教授のこれからを心配してくれたのである。ただ、それは教育という、言葉で伝える職種においては、大きな倫理上の問題を引き起こす。自分のことを正しく語ることのできないままに、夫はずるずるとわからない授業をするために大学に通い続けていた。退職するという行動にも踏み出せないままであった。夫の職場に関しては手を引いたと思いながら、それでも私はやりきれない思いで日々、夫を職場へ送り出していた。

〈七月×日〉

大学と家族の間に初めて夫の失語症について話し合う機会が与えられたのは読売新聞の記事がきっかけであった。ちょうど「教育ルネサンス、教師力、大学編」の連載が始まっていて、全入時代を迎えた日本の大学の最大の課題として求められるのは「教師力向上への取り組み」であるというのがテーマであった。一方的な講義形式の授業は通用しない、学生の学ぶ意欲が低下し、予習復習をしない、意見を求められても「わかりません」としか言えないなど、授業方法の見直しを迫られている現場の生々しい声とさまざまな改善への取り組みが載っていた。日本の大学は「学生のためにあるという共通認識のもと、連携して教師力を向上させる」状況にあるという某大学の学長の言葉もあった。「教師力向上への取り組み」が急務である大学に席を置き、学生のためにならない授業をしているのが夫である。脳が健康な理性のもとに判断できていたら、夫はずっと私が思い続け言い続けたことと同じことを言うであろう。私はこの連載に一読者の感想を投稿した。全く私事に端を発するケースではあるが、大学という職場における失語症者の問題、復帰の難しさを提起したいというのが私の思いであった。大学は教育の場である以上、そして「教師力向上」が求められている今、失語症者の復帰を単純に考えてはならない。教える者及び大学の倫理が問われなければならない、というのが私の寄せた感想の趣旨であった。

この投稿はそのまま新聞紙上に掲載はされなかったが、担当記者が大学の学部長や私たち夫婦に数度にわたるインタビューを重ねて、「病に倒れた教授の復帰、教師力向上へ、大学も柔軟さを」という題でコラムに取り上げられた。その記事がきっかけとなり、夏休み前にやっと、大学側と家族が夫の失語症について話し合う機会が実現したのだった。

何か今ひとつ噛み合わない話の流れであった。大学側は事務方との連絡の不備を説明し、謝罪さえしてくれて、だが授業はあくまで一人の教員によってなされるべきことを強調していた。「夫はその『一人で授業』ができない状況なのです」と私は言った。だが、それへの返事は以下のようであった。

病で職を辞す教員の例は職場にいくらもある。各々が自分の病と教えることの難しさに直面して、結論を出すのである。これは教師個人の問題であって、あくまで大学が辞めさせることではない。大学の倫理の問題でもない。

「でも、夫は自分では授業ができると思っています。そのような失語症の病識なのです」

しかし、大学には失語症の障害を持って復帰した場合に該当する規定はないという。起こりうるであろう授業の不備に対して、それをカバーするための規定も存在しない。組織として対応はできない。あくまで夫が自分の倫理観に照らして答えを出すべき問題だというのである。

結局、大学は夫を辞めさせることもできず、夫は辞める気はなく、妻も夫を辞めさせる手続きがとれず、学生たちはわからない授業を聞き続ける。何も変わらないのだ、変えようがないのだ…。夫の障害が失語症であるがために、ただ、そのために。激しい思いがこみ上げてきた。ここで糾弾されるべきは組織の倫理でも、教える者の倫理でもないのだ。失語症がそこにあるから、それだけなのだ。失語症に対する憎しみといっていいような、突き上げてくるような初めての怒りの感情であった。

「もう、これで身を引きましょう。それでいいでしょう?」私は夫に声をかけた。引きずられるように夫が頷いて、それで今日の話し合いは終わった。話の流れを夫がどの程度まで理解できていたのか、私にはよくわからない。だが、最終的にこの場で、強引ではあったが先生方の前で、夫も身を引くことを承諾したのだ。これで充分であった。

それぞれの夏休み

夏休みになって大学へ通う負荷がなくなると夫の体調は安定した。だからといって脳の判断力はまた別であったから、家庭内の波風はけっこうあった。そして八月半ばから三週間、夫は研究費を使ってドイツに一人旅立った。待ち受けている友人たちは受け入れ万全の頼もしさであった。健康管理も医者の友達が担当してくれる。このドイツ行きはいつもと同じ研究目的であったが、私は失語症の問題を重ねて見ていた。三週間、夫は日本語とドイツ語の絶え間ない切り替え作業から解放されて、ドイツ語だけの生活を送る。ドイツ語の状態はたぶん改善されるであろう。だが、ひょっとして日本語は消えてしまうかもしれない。賭けの気持ちがあった。

夫のいない夏休みの三週間は家族にとってほっと息抜きして心を休める休暇となった。息子と二人の生活は穏やかで、いったい何がこの同じ屋根の下で起きていたのだろうと思う。

大学の授業が始まって以来、夫の論の展開はますます自分の思考の正当性の弁護という性格を帯びてさらに頑になっていった。大学通いの負荷がよほど脳の回線を混乱させていたのだろう。普通でない行動のパターンが現れる。奇妙な考えを言う。それはおかしいと妻が指摘する。必ず猛烈な反論があり、挙げ句の果てには、ドイツ的議論のパターンは常に相手の論に対して「ナイン」と否定するところから始まると主張する。自分の思考は「アブソルート・ノーマルだ」と始める。受けて立つ側はその「完全なる常識」を突き崩す論を展開する。相互に自分の論の正当性を主張しての喧嘩になる。そのあげく決裂というのがまあいつもの例であった。

そんな日々の私の疲れを子供たちは敏感に受け止めてくれていた。息子は同じ屋根の下で、相変わらず決裂に持ち込まれた親のもつれた糸をほぐすのにエネルギーと時間を費やし、離れて暮らす娘はバレエ観劇やコンサートに母を誘い、母の楽しみをプレゼントしてくれた。その日のためにとにかく体調を整えて準備するようにと、メールにはいつも母の疲れに対する配慮の言葉が書き添えてあった。子供たちにいたわられ、支えられる立場になった私の姿があった。子供たちは三人で行く伊豆旅行も計画してくれた。いつも四人の家族旅行。だが今回はパパなしである。いつもの生活から離れる休暇なのだ、三人で楽しもう。嬉しいような、ちょっと寂しいような複雑な思いにとらわれた夏の旅であった。

大学という職場

〈九月×日〉

夫が帰国した。元気であった。滞在中、連絡は一度電話があったのみだったが、友人たちからはまめに報告メールが送られてきた。会話はほとんど元に戻ったというのもあったし、元の通りの彼だよというのもあった。総じて友人たちは「ここまでの回復」を得た夫との再会を心から喜んでくれたのであった。兄弟、友人、研究者たちとのドイツ語だけの交流はドイツ語に再び活力を与えた感があった。過酷な一学期の授業で疲弊した脳も癒されて、久しぶりに日本に帰ってきた安堵と喜びもあった。ひょっとして失われるかもしれないと思った日本語ではあったが、これもまた脳の疲れが取れたおかげかすんなりと出てきた。あるいは元気を回復したドイツ語に日本語までが連動したのであろうか。少しほっとする旅の結果であった。

そして退職に関しては、もう一度大学側と私たち夫婦の話し合いが持たれた。夫は、来年の退職ではなく、あと一年半、六五歳まで残るつもりであると、自分の希望を述べた。たしかに、前回は妻に誘導された結論であったのだ。二学期のこれからの授業にはＴＡでなく妻の授業サポートを望むが、来年度の授業に関してはＴＡも妻のサポートも必要ないとの強気の意見であった。自分に振り当てられた専門の授業への希望というか自信が強く現れていた。だが、七〇歳の定年ではなく、六五歳で線引きをした夫の脳は、少しは自分の状況を判断できるようになってきているのかもしれない。

答えは大学と夫が出した。もう妻が背負う問題でもない。それに、この夏我が家に集まった学生たちの話であるが、授業に不備があろうとも、教授が失語症を病みながら懸命に授業をしている姿を見て、その授業に文句を言う学生はいないだろうという。授業は確かにわかりにくいが、質問すれば妻のメールが答えてくれる。毎回授業に一〇分遅れでやってくる先生なら文句が出るだろう。だが、先生は病気と闘いながら授業をしているのだ。それは違うと。

実は、夏休み前の最後の授業の折、息子と私は授業内容に関する細かいアンケートを作成して、夫の名前で学生たちの率直な意見を求めたのだった。失語症ゆえの不備のある授業の実際を知り、より良い授業につなげるための手引きとしたいというのが趣旨であった。そのアンケートにはもちろん言葉がわからないという率直な答えも多くはあったが、だから「この授業は成立しない」という結論に至るものではなかった。それだけではない。何よりも病と闘う教授への温かいエールのコメントに私たちは驚かされた。「祖父も同じ失語症ですが、先生のように頑張ってはいません」「先生が思うほどに、わからないわけではありません」。「授業がわかるように予習をするようになった」

というのもあった。ハナマルで赤く囲った「頑張って！　先生！」が、アンケートの紙面で踊っているように見えた。やさしい。

大学という職場の温情、そして学生たちのこのやさしさ。夫の職場復帰が可能であったのは、ひとえにこの大学という職場の特殊性によるものといえるだろう。

二学期始まる

〈一〇月×日〉

大学が始まった。緊張する朝である。以前にはこんなことはなかったと思うことの多い日々である。

健常人と全く変わらないように見えて、何かずれている。車のトラブルがまた増え始めた。対向車線に入ってしまう。「間違ったのではない。道が狭かったのだ」と反論する。自分の予定を家族共通のカレンダーに書いてくれない。病院の予約、来客の予定など、頻繁にダブルブッキングが起こるようになった。「カレンダーは自分の椅子の後ろに張ってある。自分には見えないから書く意味がない」と反論する。友人が夫にメールを再三送っているのに返事がないと言う。そんなメールは届いていないと反論するが、チェックすると確かに届いていて開いてもあった。「この名前が誰だかわからなかったし、内容も読んでわからなかったから自分には関係ないと思った」と答える。人事課に提出する文書を見せないで書斎に取り込んだままにして忘れている。電話を受けて驚くのは妻である。謝るのも妻である。家族の留守中に電話を取って、誰から誰への電話かもわからず、内容もよくはわからない。そういうケースはそのままになっている。「先日お電話して…」と言われるのはまた妻である。数え上げればきりがない。頭の隅で、常に起こるかもしれない不測の事態を恐れ、何か構えていることに疲れる日々である。

前期の試験の問題は「教科書からしか問題を出さない」と学生たちには言ったそうで、その通りの信じられないくらい易しいものであった。チェックした私としては情けないような問題であった。こんなことも以前にはなかった。夫の試験問題はそれなりの要求度であり、適当なひねりも効かせた文章読解は毎回面白く、学生たちの珍解答にどう点数をつけるか、いつもその相談にのったものであったが。

大学は二学期から新しいTAを四コマの授業に付ける配慮をしてくれた。夫は新しいTAに大変満足し、感謝していた。あれこれと気の休まらない日常ではあるが、大学に関しては少しほっとするような出だしとなった。

やせ細る二つの言葉

〈一〇月×日〉

家庭学習をやめてから数か月が過ぎた。職場復帰をしてからは、大学への通勤と授業をすることが実践的リハビリの役目を果たしていると思う。だが、最近の二つの言葉はやせ細っていくような印象を受ける。ドイツから帰国した直後は活性化されたドイツ語と日本語であったが、それも二言語切り替えの生活に戻り、再び大学が始まるとみるみる元に戻ってしまった。

自発的発話の少なさは失語症になってからの大きなテーマではあったが、それに拍車がかかった感じがする。黙っている。夫の側からの働きかけがないから、つつくのは家族の課題である。返答があっても何とも理解しにくい。相変わらず、挨拶言葉あたりの問題はない。だが、ひとたび内容のある会話が始まると問題が起きるのである。意識が作用する場合に失語症の問題が一番明らかに出てくる。何が何して何となる、つまり統語的不備が出る。めでたく主語が出たとしてもそれに続く目的語とか述語が出ない。語彙選択の間違いも起きる。「え？　今の意味わからない」と聞き返す頻度は、ドイツ語でも日本語でもほぼ同じである。最近は言った通りをゆっくりと私が復唱して、そこから発話の意図と内容を引き出して文に作り直す作業が多くなっている。授業の脳に対する負荷は、ＴＡがついてくれたとはいえ、かなりのものがあるのだと思う。

大学に通うことによる身体的な疲労も作用していただろう。また言語の筋肉トレーニングのような日々の基礎練習がなくなり、実践のみの生活がバランスを崩しているのでもあろうか。最近は反論の奇妙さも相まってコミュニケーションの質がひどく低下している感じがしてならない。今より急性期の言語状態の方がよかったのではないか。後退現象が起きているような感じがしてならない。脳にも次の異変が起きていなければよいのだが。

〈一〇月×日〉

リハビリテーション病院の病院祭に出かけた。当時のお仲間のHさんとFさんに会う。ちょっとした同期会のようなものでもある。Hさんとの出会いは夫の入院初日の夕食の席であった。同じ失語症といっても、Hさんの場合は識字能力を失っているのである。字が全く読めないが話せる。だから一見して全くの健常人である。その方が苦労は多いだろう。久しぶりに会った彼女は、だが、どこかに脳の障害を負っているのが感じられた。夫にしてもHさんにしても、入院当初まだ脳は興奮状態のまっただ中にあって、ダメージを強く受けてはいたにせよ、病気になる前の職場での立場を思わせる雰囲気が感じられた。それが、あれから二年経ったこの秋になって、彼女や夫のまとう雰囲気は障害者のそれであった。もう、元の世界とは切れてしまっている。そんな印象が強かった。Fさんだけが、小脳梗塞の重い障害を持ちながら、健気に実社会のお仕事に関わっている。それもまた痛々しく感じられて胸が痛んだ。

〈一一月×日〉

授業をしていて困るのが、話している最中に「さて、今何をテーマに話しているのか」という記憶障害がよく起こることだと言う。これも深刻な問題だが、それでも、具体的に何が困るか、それを自分から伝えてくれたのが嬉しい。

家庭での言語状況は悪いが大学では問題ないということはたぶんないのであろう、今日は学部長から肩たたきをされたので、やっぱり退職は来年の三月になるかもしれないという話があった。やはり大学での言語状況も悪く、どうやら、やっと大学の方も夫の失語症状の実態に気づいて、それなりの処置をすべく行動を起こしてくれたらしい。ところが「君が大学に僕の失語症について話したりするから、大学中に話せないというのが伝わってしまった」というのが夫の文脈なのであった。やはり、自分の失語症の認識というのはかなりやっかいなテーマであるらしい。

振り返ってみれば、病織の問題は発症直後からの課題であり、それが時には快方に向かっているかの兆しを見せながら、常に裏切られてというプロセスをたどってきている。家族にとっては、忍耐のいる「待ちのテーマ」ではあった。

言葉の文法、心の文法

〈一一月×日〉

毎日の家庭学習があった時には、練習課題を解き、その結果を見ることで回復の道筋をたどることができた。その日々から少し距離ができて改めて思うことがある。コミュニケーションの障害になったのはどんな場合でどうわからなかったのか、ということである。

1　文法的誤り

発症直後、そしてしばらくは単語と意味不明の音しか出なかった日本語である。

やがて、単語レベルが文の単位になった。文ができたのはめでたいが、こうなると、単語と単語の間の統語的関係が問題になる。文法的誤りである。ただ、文法的誤りというのは間違いが聞き手にとってわかりやすい。そのため、相手の発話を初めから「間違い」と認めることで、かえって理解の面での問題は起きにくいともいえる。しかも、文法は比較的早い時期に回復があった。ただ、時制の間違いなどは話の時間的前後関係が乱れて、確かに理解を阻む要素ではあった。

2　語彙的誤り

文法的に正しいからといって、その文が正しいメッセージを伝えるわけではない。語彙的誤りの文として、例えば、極端な例をあげればナンセンス文がある。「無職の社長は低い富士山をごろごろと助けた」などという文。ここまで酷い例があるか？と思うが、これと大差ない語彙的誤りに悩まされたのが、ドイツ語文法の説明であった。「前置詞は代名詞の延長線上にある」とか「動詞の格変化は副詞や形容詞に反して人称変化する」など。こんな信じられない説明文が次から次へと生産されたのだ。

こうなると、内容の伝達は全く不能である。文法は整っている。語彙は、一つ一つに意味がある。人はその意味を受け取り、誤解が生じるのである。一方、日常生活の面では物・場所・時間などの具体的な語彙が主となるせいか、間違ってもそれほどの問題にはならなかったように記憶している。だいたいわかるし、言葉の間違いも見つけやすい。ただし、少し抽象的な内容や込み入った話となると、語彙の選択の間違いはコミュニケーションの決定的な妨げになる。

3　論理的誤り

例えば次のような例文がある。接続詞の練習（特に文と文の接続の課題）の中で作られた誤答である。解答の仕方は四択である。

「兄は自転車で毎日学校へ通っている。だから今日は自転車で行かない」

「家を出ようとしたら電話がかかってきた。けれども約束の時間に遅れてしまった」

答え合わせをしていて、上記のような誤りがあると、私の胸にザワザワとした感情が湧き立つ。助詞の穴埋め問題とか、漢字の読み方などの誤りの場合とは心の揺さぶられ方が違う。これは接続詞が文の論理の展開に大きな役割を持っていることと関係しているらしい。会話の場合にも、似たようなつじつまの合わない例がよくあるが、単純に「間違った」と思うより先に「何？　頭変になった？」と思ってしまう。

どこまでが単純に言葉の選択の間違いなのか、あるいは思考の論理的破綻なのかとも思う。

4　カテゴリー的思考

簡単に言ってしまえば、思考の幅の極端な狭さ。それも奇妙な狭さである。例えば「約束」。「約束」とは、「両者の合意のもとに取り交わされた取り決め」、いや、もっと強い契約である。この思考のセット以上に「約束」という言葉は広がりを持たない。場合によっては約束の日時を変更することもあるのが日常であるのに、「約束」である以上、絶対に破ってはならない。あるいは、一度言った言葉は「言った以上は絶対的な効力を持つ」。夫の思考は一つ一つのカテゴリーの小さい固まりが独立していくつも島を作っていて、その島の中だけで完結している感じを受ける。その島と島の間をつなぐものがない。

どれが一番という序列があるわけではない。結局はこれらがさまざまな組み合わせで現れて、それぞれの場面で問題を引き起こしているということなのであろう。だが、もう一つ、つかみどころのない感じでありながら深く家族を悩ませる問題があった。夫の脳にはいつの間にか家族のとは異なる文脈とでもいえるものが場所を占めてしまったのではないだろうか。

〈一一月×日〉

「家族の文脈」ということを考えている。発症直後の言葉のなかった頃のことを思い出す。あれは何かとっても不思議な経験であった。言葉がないのに理解できない感じが全くなかった。言わずともわかる。それは長い家族の歴史に培われた共通の土台、家族の文脈というものがあったからだと今は思う。その後は言葉を取り戻す努力の日々があり、発話の上達はともかくとして、文法の再構築には進歩があった。「言葉の文法」である。なのにかえって崩れていった家族の関係があった。理解し合うための言葉を得ようと励みながら、不能になったミュニケーションがあった。なぜ？と思う。一つには前にあげたようなコミュニケーションを妨げる事例の複合的な結果ということはできるだろう。だが、それだけではない。今まで共有していたと思っていた「家族の文脈」。それが乱れたという感じを私は強く持った。崩れたといってもよいと思う。「家族の文脈」の土台というか核の部分はではいったい何であったか。それが「心」なのではないか。「心が壊れた」のだ。そしてこの家族の文脈を取り戻すには、「言葉の文法」とは別に「心の文法」というようなものを取り戻す必要があるのではないか？「言葉の文法」そして「心の文法」。この二つが私の知っている夫を取り戻すために必要な鍵なのではないか？　だが「心の文法」のこのぼんやりとした輪郭！「言葉の文法」のように練習問題があるわけでもない。どうやって、それを取り戻していくのだろう。

朗読の時間

〈一二月×日〉

会話の量が減ると家の空気が重くなる。夫が自分から何か話しかけることはきわめて少ないから、家族がきっかけを作らねばならない。話さないと声帯の筋肉もみるみる衰えていく。声がしゃがれて聞きにくい。声を出す機会を作らなければ声帯の状況はさらに悪化するだろう。

昔、夫の里で母が祖母にしていた朗読があったのを思い出した。祖母はあの頃八〇歳を越えていたと思う。特に痴呆が強く現れている状態ではなかったが、目も悪く自分から何かをすることができなかった。その祖母に母は毎日、午後のお茶が済むと三〇分ばかり向き合って座り本を朗読していた。朗読される内容に祖母が特に関心を示していたようには思えなかった。母の目は膝の上の本にあり、祖母の目はいつもぼんやりと窓の外の、その季節、季節の庭やその向こうの森や空に遠く向けられていた。

私がその場面をよく懐かしく思い出すのは、母のそのような祖母への関係の結び方に心打たれるものがあったからだろう。耳も目も衰えてそのために猜疑心の強くなった祖母に家族は振り回されて母の心労も絶えなかった。あの頃、祖母との言葉によるコミュニケーションは難しく、言葉は剣のように相手の胸に突き刺さり、お互いの関係を切り裂くのだった。その祖母に向かって、母は朗読という二人のひとときを作ったのである。何を読むかを決めたのは母であろう。祖母がわかろうとわかるまいと…いや、たぶん理解などということを母は考えてもいなかったようだ。二人で毎日向き合ってある時間を共有するのである。言葉を越えて、ただ二人の向き合う時間がそこにあった。

ドイツの母の朗読を私は思った。ちょっと違ったヴァリエーションとして夫に朗読をしてもらうのはどうだろう。すっかり減ってしまった発話量を朗読によって一定量増やすことができる。単純な一人の朗読では三日坊主に終わる。夫は私に向かって朗読し、私はそれを聞き、わからないことを夫に尋ねる。二人が向き合う同じ時間をまず作ろう。そして同じ会話を持とう。まずはドイツ語。夫は『ハリー・ポッター』が大好きで、英語版は失語症になってからも読み続けている。それも、英語のリハビリに良い役割を果たしていただろう。今度はドイツ語版で私のために読んでもらうのはどうであろうか。そう提案してみた。そして毎日の朗読が始まったのである。

〈一二月×日〉

『ハリー・ポッター』の朗読は続いている。毎回一章ずつ読むと三〇分ほどかかるが、好きな作品とてそれは全く苦にならないらしい。声はしゃがれて低く、ところどころ鮮明に聞こえない。「え？　何？　今のところよく聞こえなかった」ということも頻繁に起こる。聞いても私のドイツ語能力ではわからない箇所もある。そんなところでは夫に説明を求める。また、夫のお気に入りの箇所があると、その素晴らしさについて一言も二言も私に説いて聞かせたくなるらしい。思った以上に『ハリー・ポッター』は二人の会話の種を蒔いて、楽しい二人の時間を育ててくれたのである。

〈一二月×日〉

大学でその後の進展があったと夫の報告があった。詳しい内容は聞いてもわからないが、学部長はじめ「執行部」の先生方と夫との面談があって、最終的な確認にまで発展して結論が出たというのは理解できた。六五歳で退職、TAは現在の方が来年度も受け持ってくれるそうだ。あと一年、専門科目は外されて語学授業のみ。その報告を聞きながら、この処置にどれほど感謝して安堵したことだろう。やっと手にすることのできた具体的な終わりへの約束である。ともかく学生たちはこれで普通の授業が受けられる。もうあと一年、出口が近い。

最近、ふと気がつくと何か夫の脳に新たな変化が起きている。リハビリの後に「今日は話がうまくいかない。今までで最低の出来映えだ」と感想を述べたのである。自分の発話について自分なりの評価ができた。これは明らかな進歩である。そういえば、最近は家庭でも、自分の言ったことは全て正しい、わからないのはお前の方が悪いと主張することが少なくなり、「わからない」と言うと素直に言い直そうとする動きが出てきている。言語聴覚士からも最近の発話の中で言い直すことが増えたとのコメントがある。私にはそれが長く問題であった「関係性の欠如」の修復の兆しのように思われた。

言い直すこと、それは理解してもらいたい「他者」が意識されて初めてできるのではないだろうか。復職は荒療治であったが、結果的に脳に新たな刺激を与え、発話の面ではとりたてて大きな変化があるようには見えないものの、別の変化を起こしているようだ。これは病院のリハビリや家庭学習のようなトレーニングだけでは絶対に起こらなかった変化であろう。トレーニングの成果を発揮する場所が与えられることによって、初めて得られた進歩なのだと思う。大学には迷惑をかけたが、職場復帰によってこのような回復がもたらされたことに感謝して、あと一年が無事に過ぎますようにと祈ろう。

今年は大変な一年であった。だが、去年の今頃抱え込んでいた「焦り」が消えている。復帰は無理であった。それを証明するための復帰であったような気もする。だが、最近の脳の変化を喜びながらも、病織がまだ十分でないのも現実である。脳のこの行きつ戻りつの回復の道は、何度も経験しながら、それでもやっぱり「またか?」と思うことが多い。失語症との闘いはまだまだ現在進行形である。

〈一二月二四日〉

クリスマスイヴ。今年もクリスマスツリーを飾っていない。クッキーも作る暇も気力もなかった。クリスマスらしいしつらえはロウソクとリース程度である。晩餐もいたって地味。それでも、やっぱりクリスマスはクリスマスである。食卓を囲む家族の顔もいつものそれではない。夕食はいつもより速いスピードで終わった。目も心も積み上げてあるプレゼントの山にどうしても向く。これはいつものことである。

プレゼントはそれぞれが相手を思い、相手を喜ばそう、びっくりさせようと知恵を絞り、その結果がまさに実を結んだといえる。今年もいろいろと大変なことはあった。家族がバラバラになってしまいそうな危ない時期もあった。安定していた家族の土台が壊れていく危なさを持っていたのだと思い知らされてもきた。それが全て丸く収まったとはいえない。でも、ここに積まれたプレゼントは、まぎれもなく家族同士を結びつける強い絆の表れでもあった。

娘が弾くピアノの曲は古いドイツのクリスマス曲で、この曲が流れる時、遠く故郷を離れた日本にいても夫の心にはドイツのクリスマスがあるのだった。懐かしさいっぱいの穏やかな顔であった。皆で贈られた品物を見せ合い、のぞき込み、選んだ理由を自慢したりして聖なる夜はふけていった。

第四章［二〇〇八年］

一つ山を越えた

〈一月×日　言語リハビリ〉

今日は久しぶりにチェックテストが行われた。提示される課題はいつもの失語症検査の発展形と言えるだろう。これを見るたびに発症直後のチェックテストを思い出す。あれから二年、今日の出来具合はどうだろう？

最初の課題は子供の動作を描いた絵。先生が動作を描写する文を読み、それに該当する絵を選ぶもので、これは今では問題なくクリア。

一〇個の品物を先生の指示に従って配置替えする課題では「櫛」が理解できなくて一つ間違う。文の復唱はまずまずの完成度。

次は絵を見て「この人は何をしていますか」の問いに答える問題である。「本を読んでいます」「走っています」など、進行・継続を表す最も典型的な「〜て」型はほぼ完璧にできていた。長い間クリアできずに「待ちの課題」としてから二年が過ぎた。ああ、一つ山を越えたという感慨がこみ上げてきた。

まだ達成できていないのが自動詞と他動詞の識別である。「子供が風船をふくらんでいる」という文を作った。それで正しいのだと言う。「ふくらむ」は自動詞だから、「風船を」となる以上は「ふくらませる」としなければいけないのだが。では、ドイツ語ではこの区別はついているのだろうか？ Ein Kind blaest den Luftbalon auf. できていた。つまり日本語の領域での問題なのだろう。

動詞には、「〜があく」と「〜をあける」、「〜がしまる」と「〜をしめる」のような自動詞と他動詞が組になるものも多い。日本語教育の現場にいると、外国人がこの混同をけっこう長く引きずるのも経験している。だが、病気以前の夫に関して言えばこの混同は全く感じられなかった。待ちの課題の「〜て」型も時制も、「やりもらい」の授受表現も、受け身、使役もさらに気持ちの表現であるモダリティまでさして問題にならなかったと思う。文法は危うさを感じさせないほどに血となり肉となり夫の日常と研究の言語活動を支えていた。

最近私は、夫の失語症の回復プロセスに「日本語能力試験」の段階的評価を重ねてみることが多い。「日本語能力試験」は低い方から数えて四級から一級まであり、それぞれに出題基準が設けられている。例えば三級は初級文法の基礎を網羅していて、初級課程終了時の文字・語彙も含めての到達度を知ることができる。三級で問われるのは、文型、活用、助詞、助動詞、接辞の用法についてである。前にも触れたが、夫の日本語能力は三級の課題を解く範囲では、問題なく「回復」したと言えるだろう。

一方、二級の求めるのは、これも前に少し触れたが、一足飛びに大量の漢字・語彙の定着度である。主な文法項目は三級でチェック済みとして、二級ではたいして問題とされない。夫に二級と三級の両方を課題として解いてもらうと、明らかに二級問題集の正答率が低くなるのは、家庭学習でいつも課題としてきた「語彙と漢字を増やすこと」の結果がまだ追いついていないと考えられるし、脳のこの部分に関する壊れ方の凄さを思い知らされもする。

ところで、失語症の回復の仕方に私が「待ちのテーマ」としてくくっておいたいくつかの文法項目があった。「〜て」型、受動態、使役、「やりもらい」の授受関係やモダリティなど日本語教育では後半に扱われる文法テーマである。失語症が易しい文法テーマから難しい文法テーマの順に回復しているというのだろうか。

多くの語学教材に共通しているのが、「易しい決まり」から「難しい決まり」へという文法テーマの導入順序である。日本語教育でいえば「名詞1　は　名詞2　です――これは本です」の名詞文が第1課で導入されることが多い。この構文に次ぐのが「これは赤い本です」や「この本」などに代表される形容詞や連体詞といった名詞の修飾。次いで「場所に（人、もの）がいます、あります」の存在文。ここで「このコーヒーはおいしい」とか「ここは静かだ」という形容詞文が先行することもある。そして次が「僕は学校へ行く」「水を飲む」や「田中さんに英語を教えます」のような動詞文ということになる。前に少し触れたが、このような名詞文、形容詞文、動詞文の骨格の回復は比較的早い時期に始まり、発症から二年以内にほぼ完成の域に達している。と同時に、まだクリアできていないのが、日本語教育の導入順序に従えば後半になって扱われる文法項目である。つまり日本語教育でいう「難しい決まり」が回復過程のこれからの課題として残っている。

ここで興味深いのは、すでにクリアできている文型が表す内容である。これらの意味内容は単純な事柄の記述にすぎない。「僕は酒を飲んだ」という文が示すのは「僕」と「酒」と「飲む」の間の論理的関係および過去を示す時制だけである。日本語の回復が脳の回復と歩みを共にすると考えれば、夫の脳はこの事実認識の論理性のレベルまでは回復したようである。では待ち受けている「難しい決まり」とは何を指すのか。

日本語教育の後半で扱われる大きな難しいテーマとは、一般に「テンス、アスペクト、モダリティ」と言われる項目である。大雑把に言えば時制の区別、開始、継続、終了など、発話者の発言意図、気持ちの表現を担う文法項目であり、その中に長い待ちのテーマであった「〜ている」「〜てある」「〜ておく」「〜てしまう」などの「〜て」型も含まれていたわけである。その中でも特に難しいのが主観的な気持ちの表現という、いわば「心の領域の表現」である。「酒を飲んでしまった。(残念、もう残っていない)」とか「飲みたかったのに!(酒がない)」などである。そこで、あれ?と思う。ひょっとして「言葉の文法」と「心の文法」はどこかでリンクしているのではないだろうか。夫の言葉の回復が日本語教育文法の易しいものから難しいものへの順をなぞっているように見えるのは、つまり脳はまずは事実認識の論理性において最初の回復を見せ、次いで「心の文法」のゆっくりとした回復に伴って日本語教育でいう「難しい決まり」の回復も見られるのだと…。

今日のリハビリでは「時制」と「関係性」がまだ弱いとの指摘はあったが、少なくとも継続を表す「〜ている」に関しては進歩があった。言葉の文法は「易しい」段階から「難しい」段階に一歩踏み込んだ。ならば、これからの課題は心の文法の回復を待つことではないだろうか。練習問題の付いた教科書のようなものはないから、具体的に日々の生活の中で何をするかが難しいのだが。


〈二月×日　言語リハビリ〉

日常生活の発話の質はたいして良くない。だんだん家族も発話の面での上達を期待しなくなっている。これは言語回復が順調にいっているのか、いないのかというより、何か別のファクターが関わっているのではないかとも思う。発話の良し悪しの理由がわからないから、家族はいつも「今日は運よく出た！」とか、「運が悪かった、最低！」と受け止めている。緊張状態のおかげでうまく話せたり、ドリンク剤が役に立ったりもする。一方、リラックスすると脳がだれてしまうのかよくないが、睡眠不足とか疲れによっても質は悪くなる。いずれにせよ、時々の奇跡はあるが、ずっと言葉が出にくいような状態に変わりはない。

今日は一か月ぶりのリハビリのせいか、脳は少し緊張して家庭の発話よりはまともになっていた。一般的に失語症者の発話がうまくいかないのは緊張状態の時が多いと聞くが、職業的な慣れなのか、夫の場合はむしろ緊張した場合によくなるケースが多い。今日のテーマは退職時にする「最終講義」の準備についてであった。日本語で書くのは難しいので、まずはドイツ語で書いていること、ドイツ語で書いていても、なかなか適当な言葉が見つからないのが悩みであるが、そんな時にはともかく不完全ながらも書いておいて後日読み返すとよりよい表現が見つかることなどを話していた。あれ？　これはちょっとした変化である。先生からも、自分の言語状況を自覚できるのは大きな進歩と言われた。

前回に続いて今日もチェックテストが行われた。これは「関係性」がテーマであるという。課題は、目の前に何枚かの絵が提示され、その中から先生が読み上げる文に該当する絵を一枚選択するものである。

1　まず、自動詞から他動詞へと移る単純な動作表現。
男の子が歩いている
お父さんが座っている
お母さんがテーブルをふいている　等。

2　今度は絵の中に動作表現の対象方向を示す矢印が加えられている。
男の子がお母さんにボールを投げている
お父さんが女の子をたたいている
お母さんが男の子にりんごをあげている
お母さんが男の子にハンカチをあげている
女の子がお父さんにプレゼントをあげている

お母さんが男の子を押している
女の子がお父さんにはさみを渡している　等。

3　次は受け身の文
女の子がお父さんに本を取り上げられている
女の子にお父さんが牛乳を取られている
男の子にお母さんが鉛筆を取り上げられている　等。
間に同じ助詞の（に）が使われてはいるが受け身ではない文も混ぜてある。
男の子がお母さんにはさみを借りている
お父さんが女の子にハンカチを借りている　等。

4　連体修飾の入った文
男の子に押されているお母さんが猫を抱いている
お母さんが杖を持っている男の子を追いかけている
お父さんに押されている女の子が傘を持っている　等。

かなりな分量であったが全問正解であった。先生も驚く結果であった。構文的な回復は着実に進んで定着もしているらしい。今、大学から診断書を求められたら、復帰当時以上の成績を提出することになるのだろう。しかし診断書の語るものと現実の言語運用能力は別である。このギャップは埋められないままである。

プラトーという時期

失語症の回復には、改善の顕著に現れる急性期とやがて変化の幅の狭くなるプラトーと呼ばれる時期があると言われている。一般に、発症初期から言語訓練を受けて、四か月から一年ほどでこの頭打ちの時期に到達するそうである。完全な治癒、つまり元の言語能力の回復のない失語症においては、このプラトー到達時点が実際的な回復の限界を意味していると、初め私はそのようにプラトーの時期を理解していた（実際にはプラトーの時期は、もっと幅をもっているらしい）。三か月間のリハビリテーション病院の言語リハビリ、退院後の脳神経外科病院での週二回の言語リハビリ、さらに並行して行われた毎日の家庭学習。不成功に終わったにせよ励んだドイツ語教科書との闘い。これらの集中的な時間およびエネルギーの投資は、ひとえにプラトーに到達する前にできる限り日本語のレベルを上げておくことを目指して行われたと言える。

発症からすでに二年以上が経過した。時間的に見ればとっくに到達したはずのプラトーの時期がどのような言語状況であるのか、それに少し触れてみたい。

確かにプラトーという停滞時期ないしは限界があると実感されるのは、発話能力においてである。ほとんど発話できなかった発症直後を考えれば、急性期の回復は確かにあった。しかし、その能力はその後特別に回復したとは言えない。

ドイツ語の発話能力が急速に回復したのはまだ急性期の頃であったが、その後は日本語との綱引きが起きてドイツ語に関しても後退が起きている。両言語は発話に関しては同じようにほぼ一定の枠の中に収まって、その中での上下運動をしている感じである。だが「発話」能力を除外して、別の面に目を向けると、プラトーに入ってからも脳はじわじわと回復の道をたどっていると言える。著しい変化は日本語文法の再構築である。最近行われたチェックテストの結果でも、日本語教材を使っての文法チェックでも、一〇〇％に近い正答率である。ほとんど消え失せてしまったかに見えた語彙も、ゆっくりと昔の豊かさを取り戻しつつある。さらに嬉しいのが、本来の人格が戻り始めたような仄かな兆しが日常生活の中でかいま見られるようになっていることである。相手への気配り、周りの状況をふまえての判断もだいぶ改善しつつあると感じる。長い間のテーマであった「心の文法」の回復が時の経過とともにゆっくりではあるが進んでいる感じである。プラトーだからといって、これでおしまい、これ以上はもう望めないと思うのは間違いのようである。発話の良し悪しは一番目立ちもするので、失語症の回復をその面で測りたくなるのもよくわかる。だが、発話の改善だけが失語症回復の尺度ではないことをこれらの例は教えてくれる。まだまだやり続けることはいっぱいある。

ところで今、当時の日記を読み返してみると、二〇〇八年という年は、それまでの二年間とはまた違った失語症の難しさに直面していた時期でもあったと思う。夫の脳は、外界からの刺激に対してよくも悪くも反応し、時間の経過に沿って着実に自分なりの回復の道を歩んでいた。だから二〇〇八年の大変さは、むしろ失語症に共に関わる家族の側にある問題が起きて、それを引きずったことにあると言えるだろう。プラトーは失語症者本人にとってはとりたてて意識される問題ではなかったが、むしろ「失語症を共に病む」家族の側に、停滞あるいはスランプという、これもまた一つのプラトー現象が起きていたと思う。

記録を書いている時はただ夢中で、その時その時の目に留まった現象を書き連ねるだけに終止していた。毎日の心に溜まった澱をパソコンに向かって吐き出していたともいえる。だから時間を置いて読み返してみると、ほとんど忘れてしまった事実が生々しく甦ってきたりする。この年の夏休みまでの時期の日記には、読み返しても何がそんなに問題であったかと思えるほど、繰り返し繰り返し家族の側の閉塞状況のようなものが記録されている。

大学への復職という形で、発病以来の夫の希望は満たされていた。大学の計らいでTAも付けてもらい、六五歳と自分で決めた早期退職の日まであと残すところは一年である。家族にとっても出口のはっきり見える日常があり、できない目標に向かって挑戦を続けるようなことも必要がなくなった。夫の言葉もドイツ語で書く力はかなり戻っていて、「最終講義」の原稿を書こうというような自発性も生まれていた。日常は整えられて、穏やかに退職の日に向かっての時を刻むはずであった。落ち着き始めた失語症の日々に思いがけない落とし穴があることに、失語症を病む本人はもちろん、家族も気づくことがなかった。

失語症は決して直線的な回復の道を示さない。言葉の問題だけでなく、壊れた脳の発信する奇妙な思考や判断、行動のパターンについても同じことが言える。行きつ戻りつ、ゆらゆらと揺れながらそれでもゆっくりと時の揺りかごに癒されていくという道筋を、家族はこの二年間で充分に経験していた。にもかかわらず、家族の内にその現状をなお受け入れて耐えていくエネルギーが枯れ始めていた。張りつめて力をふりしぼって努力した後に、ふっと訪れた普通の日々。二年もたてば、特に目新しい「回復への何か」があるでもない。今までと大差ない繰り返しが大波小波のように寄せてはかえす日常である。

夫はゆっくりと健常者への回復をたどっているように見えるが、もちろん完全に普通になったわけでもない。ついこの間はまるで普通の普通の夫らしさが感じられた。そして今日は再び奇妙な思考が現れる。よくなってきたと思うだけにかえって揺り戻しは際立って感じられる。この二年間の張りつめた緊張はゆるみ、この繰り返される揺り戻しを受け入れる気持ちを家族は失っているのだった。

さらに三月頃から私の胸に絶えずザワザワとした胸騒ぎが巣くってもいる。何かが夫の脳の中でマイナスの働きをし始めているのではないか…。ひどく漠然とした心配ではあるのだが、そんな気持ちが妻の心の安定に揺さぶりをかけてもいたのだった。

夫に感じ始めた何か。それは一つにはアイコンタクトの不確かさであった。目に光が乏しく力がない。ぼんやりとして焦点がどこか合っていない。会話の時に目で相手をしっかりと捉えるという感じが失せているから、話し手の側に何か不確かな感情が常に湧き上がるわけである。

家族の期待感もこの時期マイナスに作用していた面があった。ある程度の回復が見えるだけに、それ以上をつい期待してしまうのも家族ならではの心情であった。常に冷静に温かく夫と私の間の調整役として頑張ってくれた息子が腹を立てることがある。夫の食卓のマナーについてである。スープを音をたてて飲む。こぼす。ナプキンをきちんと使わないで口の周りにご飯粒をつけたまま平気でいる。ナイフを不用意にガチャンと落とす。箸を煮物に突き刺して使うといった一連の所作である。これは私も常に気にかけて注意しながらも、病気のせいとなかば諦めている。口の右側や右手の指には麻痺が残っていて、そうと思わずについこうなってしまうのであろう。財布から小銭を出して支払いする時も、横にいて苛立つほどにうまくいかないのだが、それと原因は同じであろう。息子は「指が動くようになぜ指のリハビリを一生懸命やってくれないのだ」と言う。しかし父親は「できないものはできない！」と改善への努力を真っ向から拒否する。それが息子には我慢できない。この感情の背景には、テーブルマナーを幼い時から徹底的に教育した我が家のしつけがあったのである。そして、子供にそれを叩き込んだのは今それを破っている父親自身なのであった。

しっかりと叩き込まれたしつけは感情を支配する。息子に言わせれば、食卓のマナーが悪いというのはともかく嫌なことなのである。他人ならば何も言わない。だが、毎日一緒に囲む食卓である。だからこそ家族のルールとしてのマナーが保たれなければならない。ルール違反は許せない。この感情は、右手の指の麻痺に苛立った夫がみそ汁の具をフォークですくって食べるに及んで最高潮に達した。「それはないんではないか！　いくら何でも！」

お箸がうまく使えない外国人は我が家の客の中にもたくさんいる。だが、夫はそしてパパはそんな外国人ではなかった。子供たちにナイフとフォークのマナーを徹底させるのと同じく、自分は箸使いもきちんとしていた。両方の国のマナーは過不足なく身につけるべきものであったからだ。それが、何で今になってこの体たらくなのだ！

崩れていく親を目の前にする驚き、悲しさ、そして怒り。子供の側には子供の側の我慢できない感情があったのである。

これに似た事件はほかにもいろいろとあった。家庭内で当たり前であったルールを平気で破るのである。家族といえども守るべき線はある。それはいい意味でのお互いの距離感であり、相手への敬意とも言えるものであった。何かとてもやりきれない思いである。

ふくらむ回復への期待とそれを裏切る行為の繰り返される日常。これこそ家族が再び気力をふりしぼって乗り越えなければならない課題であり、その意味で家族は再び試練の時を迎えていたのかもしれなかった。

脳の戦略

〈五月×日　言語リハビリ〉

今日のリハビリはいつもの通り一か月の報告で始まった。間が空くせいなのだろうか、リハビリに対して最近はあまり熱心ではない。毎回、近況報告で始まるのがわかっているのだから、メモを作っておくなり考えをまとめておくなりすればよいのだが、実行されることはなく、前回ついに言語聴覚士がしびれを切らして「準備をすること」を宿題として与えていた。それが今朝になってもできていなかった。むっとした私の反応を感じてか、「何、今すぐできるさ」と言って、紙切れに何やら書いていた。それを手にして報告が始まったのだった。

「大学での雰囲気は最低になった。最近はうんざりしている。子供の本をいつもカバンに入れて運んでいる。子供の本はほとんど運んだので、今、専門書を運んでいる」

これが報告の文であった。最初の切り出しはまずわかる。だが、自分に対する大学の周囲の人間関係なのか（もうお客さん扱いだから、充分にあり得る話である）、自分の側から大学に興味を失ったということなのであろうか。そして次の報告。子供の本をなぜいつもカバンに入れて運んでいるのか。どこからどこへも必要な情報である。言語聴覚士には全くわからない話である。何も知らない相手にわかるように話をまとめていく、つまりは初めの頃から問題となっていた「必要な最低限の情報の提示」と「まとめ機能」が、今日は再び働かないようであった。そしていつものリハビリと同じように、先生の質問に一つ一つ答えて全体像にまとめるやりとりが始まった。

「大学の雰囲気というのを具体的に言うと？」

「最低です」

「最高だった時もありますか？」

「はい」

「じゃあ、何が最低の原因？」

「もっぱら、授業のみ、アシスタントが付いてできている。専門の授業はないし、たぶんできない。遊びの場もないし、つまらない」

「遊びの場」というのはたぶん、同僚の先生方との語らいの集いや飲み会のことなのだろう。大学に行って授業だけして帰宅ということはそもそもなかった人である。雑用だって山ほどあった。あれをこなし、これを片付けての全てが職場での燃焼の喜びであり、人との接触もそのエネルギーの源であったはずだ。今の夫には単純な、それも不完全な授業だけの大学通いがあり、そのほかはない。せつない話である。

「そんな感じになったのはいつ頃からですか」

「新学期が始まった時はよかった。でもゴールデンウィークがあって、その後あたりからつまらなくなった」

復帰一年目の時には、教科書に何が書いてあるか全く理解できず、私が選んだ「楽な教材」を一年使ったのだった。復帰二年目の新学期が始まって、夫は教科書を、病気前から使用していた、かなり細かい文法書に戻した。さらに、文法説明も自分でやり、つまったところでＴＡの助けを借りて、あくまで自立した自分の授業運びをすると言っていた。

私は、半信半疑、しかしひょっとしてあり得るかもしれない言語状況の変化とも思い、また一方ではいつもの頭の中だけで構築された「できる」という感覚なのかとも考えていた。それを、結局は元に戻したことが今日の会話で初めてわかったのであった。

「子供の本」とは何か。自宅に収納できない子供の本を、夫は研究室に置いていた。物置代わりにしていたのである。来年の退職を前に、それを少しずつカバンに入れて家に持ち帰っているということで、すでに夫の思いは辞めるその日に向かっているのだった。言語聴覚士はいつもの通り、的確に質問をしながら夫の不完全な情報から具体的な事実を引き出していく。夫が準備した三行ほどのメッセージは、こうして全体で二〇～三〇分の会話となって、全体像が把握されたのである。

「今、全部で三〇分ほど話しましたね。それで、自分ではその会話についてどのような感想を持ちましたか？」

「文法が足りない。言葉は大丈夫」

「言葉というと？」

「名詞とか動詞、出てくる言葉はだいたい出てくるから大丈夫。でも語彙はそのつど足りない。書く時にはでも問題ない。文章を書くのは問題ない」

「言語の回復をパーセントで言うとどのくらい？」

「波の良い方は七〇％、悪い時は二〇％。でも一般的に日本語能力が足りないのは自明です」

「どんな時に言葉の状態が悪いですか？」

「わからない。実際に話してみて良い日とか悪い日とかわかる」

「日本語の最終目標はどこに置いていますか？」

「九〇％の回復。でもたぶん無理。七〇％できればよい。でも駄目かもしれない。駄目でもドイツ語はできるからよい」

　やはり、ドイツ語に対する自信はかなりである。次にこんな質問があった。

「今日の報告の準備は忘れていましたか？」

「忘れていたわけではない。準備をした方がよいかも。しかしやる気も特になかった。何とかなる。先生から質問があれば答えられるのだから、特に準備が必要とも思わない。これは、負担の問題であって、必要性の問題ではない」

　夫は家を出る直前になって書いた二、三行の文章を見せて、「こうして、書いてもきたし」と言う。読めば、一分とかからない。しかも、それだけで情報が伝わるわけでもない文章をもって、これで役割は果たしたと胸をはる夫の姿。やっぱりまだわかっていない。そして、最後の一年になって、大学に通うのさえ今では嫌になってしまったという。やりきれない、せつない思いが私の胸を満たしていく。あれほどに望んだ復職であったのに…。

いや、この結末は予測できるものだったではないか。失語症に全くの回復はないのである。やっと夫自身がその現実を知るに至ったことを一歩前進と考えることもできるのである。

それにしても、脳のずる賢さよと私は思う。リハビリの場はある意味夫にとって温室のように温かく保護された場所である。最小限度の情報を発すれば、あとは先生の質問に答えることで最終的に自分の言わんとすることは伝達できるのである。脳は楽に伝達する戦略を選んだ。だが、この温室を一歩出た社会生活の中にあって、誰が、不十分な情報をていねいに聞きただして話を聞いてくれるだろう。あの「はあ?」というトーン。ピシャンと鼻先でドアを閉めるような反応。あるいは、どう対してよいのかの戸惑いの薄笑いに晒されるだけではないか? ああ、だからこそ、温室の温かさに脳は甘えてひとときの癒しを得ているのだろう。

次は一〇分間の近況報告という宿題が出た。

脳の省エネ戦略に関しては三月頃から私は気になっていた。ドイツ人だけが周りにいるような環境でも、自発的な会話はほとんど見られない。全てが受け身になっていた。せっかくのドイツ語環境というのにこの静けさ! 体までが何かしょぼんと小さくなってしまった感じであった。

何かおかしい

〈八月×日〉

一学期が終わった。あとは二学期を残すのみ。家族の方もただただ残る学期の無事に過ぎることを祈る日々である。TAが付いての授業とはいえ、大学に通うだけでもたぶん夫にはかなりな負荷がかかっているのであろう。最近の体調を見ていると何かがおかしい。それにもまして最近気になるのが再び強まった思考の唐突さである。五月頃から、来年の退職後は一人でドイツに居を移して家族から離れて一人の生活を始めたいと言い始めている。住む場所の候補からは、知り合いの多いボンとか、親戚の多い南ドイツが外してある。全く知る人のいない土地で新たに家を探し、そこでの生活を自立してできると思っていること自体が何かおかしい。電球一つ付け替えることが難しく、衣食住の全て、薬の管理に至るまで全て妻に依存しているのではなかっただろうか？

今になって、老後はやっぱりドイツで暮らしたいとの思いがつのってきたのだろうか。いや、望郷の念ではない。妻と別れて一人でドイツへ帰りたいのだと言う。妻の絶え間ない干渉と不機嫌を我慢するくらいなら一人で暮らした方がよいのだと言う。それに妻の主張が日増しに強くなるばかりでそれが許せない。特に家長としての自分の権限を奪うような言動が多く、その点で一歩も引こうとしないのが我慢できないと。だが、昔のように夫が普通ならば妻が手を出すことは何もないのだ。特に難しいのがお金の管理である。ATMを間違って操作して、カードが使えなくなる。新規の発行手続きも一人ではできないから妻が手を出す。ドイツの銀行の口座管理にまでも妻が口をはさむ。仕方ないのだ。数字の読み違いが頻発して預金額がわからない。オンラインでできていたドイツの銀行とのやりとりが操作を間違えて使えなくなった。振込の依頼は手紙でするのだが、常にそれがうまく通じていない。また、妻が口を出す。本来は家長の権限であったお金の運用や管理に何で妻が口を出すのか、その点で夫に不満があり、妻にも理由がある。両者ともに譲らない。こんなことで私と暮らすのが嫌になってしまったらしい。

今年も夫は研究費を使っていつも通りドイツへ飛び立った。送り出す私の心に今年の方が漠然とした不安がある。旅行中は夫の携帯にメールを入れても全く返信がない。別れたいなどと言っていたから、返信する気にもならないのだろうか。だが、待ち受けているはずのドイツの兄弟や友人たちからも、夫のメールアドレスや電話番号、今の居場所の問い合わせが東京の私に入るのである。その都度知らせはしたものの、やはり連絡の手続きがうまくいっていない感じである。日常的な事柄の処理ができないのは、脳に負荷がかかりすぎている場合によくある。最近、何につけても私の口出しや手出しが多くなっていたのもそのせいなのだ。

何が起こった?

〈九月×日〉

夫のいない四週間が過ぎた。家族にとってはつかの間の心を休める夏となった。でも、明日からまたあの何か苛立つ日常が戻ってくるのであろうか。息子とちょっとため息をつきながら思う。もうどこかずれてしまって普通ではない夫である。病気の後遺症が残ってしまったのだからと諦める。いや、諦めるという言葉にはマイナスの意味がある。だとすれば、それはあるがままの夫をそのままに受け止めることに尽きるのである。

だが、簡単なことではない。何度もそう思い、努力したその結果が、家族にのしかかったこのストレスである。自分の考えは legitim（正当）、自分は völlig in Ordnung（全く正常）、自分の Bereich（領分）は不可侵である。夫の語録はこの三つの言葉を核にしていた。「待ちの課題」と覚悟することのなかなかできない、「心の文法」に属する部分である。

元気に帰国。まずはほっとする。でも、何となく旅行前の夫と違う雰囲気がある。そう感じたのはなぜだろう。本人が放射する何かが違っている。普通に見えた。目に力がある。目が話す時に相手に焦点を合わせている。身体全体から発せられる気は、温かく、健康なものであった。

私の心に、今まで感じたことのないような温かい落ち着きがある。一緒に向かい合っていることの楽しさ、喜びがある。何も言わなくとも心が通じ合っているというこの感じは、脳梗塞を発症して家庭のリハビリが始まって以来ほとんどなかったのではないだろうか？

ゆったりとした故郷での休暇。言葉も母語で、絶えず日本語・ドイツ語と切り替えて話さなければならない言語状況に比べれば、脳にかかる負荷もかなり軽減されるはずである。ドイツの食も充分に味わってきた。会いたかった兄弟や友人たちとの再会も、研究者たちとの交流も快い刺激であったろう。そして、いくら親しいとはいえ、他人の家に滞在することにはそれなりの気遣いもいる。背の高い友人たちに囲まれての生活であるから上を見上げる姿勢にもなろう。出かける前よりも背がピンとしている。

本人には変わったという意識は全くなかった。しかし何かが変わった感じがする。病を得てからの夫ではない。それだけのことで私の心の安定が劇的に変化した。これからの二人の生活が急に「楽しいもの」として目の前に開けていくのが感じられた。いつも付きまとって離れなかった老後の不安。それすらも、たいしたことではなくなってしまった。

去年の夏のドイツ滞在は明らかに二つの言語に良い結果をもたらした。会話力が伸びて発話量も増えていた。それが今回は心の回復と引き換えに言葉の方は引っ込んでしまった感じである。それを息子と私は「時差ぼけ」と言ったが、まさに時間差を置いて答えが戻ってくる感じであった。こちらが話しかける。しばし何の応答もない。目はちょっと宙を泳ぐようで、聞いた質問の内容を吟味して理解しようとして時間がかかっている感じである。ややあって、ゆっくり答えようとするが、言葉は夏休み前よりも出にくい。最初の単語を出すのさえ難儀である。発話量は減り、質も良くない。しかし、メンタルな面での良い変化が発話の悪さを補っている。「心の文法」の回復は、どうやら「言葉の文法」以上の意味を持つものであったようだ。

心臓手術

今回のドイツ滞在中に、医者の友人に勧められて夫は心臓の専門医を受診している。医者から見て何か気になる点があったらしい。診断の結果、安静時にも心房細動のあることが判明した。かなり高い数値であったらしく、「こんな状態で飛行機に乗ってくること自体暴挙である」との話で、βブロッカーの薬が処方され、帰国後すぐに心臓外科医の診察を受けるように指示されたのであった。ずっと心配の種であった健康状態であるが、この話を聞いてちょっとほっとした。私の漠然とした不安に具体的な答えが出たのである。

〈一〇月×日〉

思いがけない幸運で、高名な心臓外科医の外来診療を受けられることになった。息子の友人が、ドイツで長く心臓医療に携わった先生に橋渡しをしてくれたのであった。

問診と薬のチェック。その後エコーと心電図、レントゲンを撮った。わずかに左の心房に肥大が見える。心房細動は常時起きている。先生は除細動治療を提案された。電気でショックを与えるらしい。先生との会話が全てドイツ語であったのが、夫にとっては大変嬉しいことのようであった。

本来ならば電気ショックの除細動治療は大事をとっても一泊で済むはずであった。それが心房内に再び血栓が見つかった。こうなると、電気ショックの治療はできないそうで、先生からは別の開胸手術を勧められた。夫は退職を目前にしての欠勤は避けたい、できれば来年の春、退職以後の手術をと望んだが、先生にそんな時間的余裕はないと言われて、結局そのまま入院となった。でも、私の胸の内は穏やかであった。この幸運を喜ぼう。復帰後大学にはさんざん迷惑をかけ通したが、仕方ない。これもあとは時間の問題である。退職の日は近い。

〈一〇月二四日〉
手術はメイズという除細動治療、バイパス、血栓除去の三つであった。
一〇時四五分開始、午後一時半には先生が無事終了の報告をしてくださった。びっくりするほど速い手術であった。除細動も一〇〇%の成功との嬉しい結果であった。これで、次なる発作が回避されたのである。

手術が終わって四日目あたりだったか、ドイツ語がかなり豊かに発話されるようになっていた。今までと違って自分からの自発的な発話である。文章が長い。滑らかである。言いよどむいつもの感じが消えている。帰国後家族が「時差ぼけ」と呼んだゆっくり現象もない。声の質まで以前のそのままであった。まるで昔の夫に向き合って話しているような感じである。手術のショックが脳に良い刺激を与えたのか、心臓の負荷が軽減されて言葉に使うエネルギーが増えたのか。一方、入院中の会話はほとんどがドイツ語であったせいか、日本語はどこかに引っ込んでしまった感じである。出ないだけでなく、人の話すのを聞いていて間違って理解することが多かった。

もっとも、このドイツ語の嬉しい回復も一週間ほどすると消えていった。体力の消耗は思ったより激しく、それと歩みを共にするかのように発話は細っていった。だが、脳の中に確かに残っている言葉がある。ある条件が整えばドイツ語もそして日本語も再び出てくるのではないか。久しく消えていた希望であった。

手術後の復帰は一二月の第一週からと予定されてはいたが、体力の回復は追いつかなかった。夫にとっては最後のお勤めを全うしたいと思う気持ちがあったらしく、電車に乗って都心に出かけたりもしてみたが、それが二日続くと熱が出たり夜中に胸の違和感が出るといった状態であった。結局復帰は正月明けとなって、年内は家で静養することとなった。せっかく準備していた「最終講義」は出番なく終わった。夫にとっては無念であったろう。だが、これで健康を取り戻せるのだ、それで充分ではないか。もう、今さらじたばたしても始まらない。退職は目の前である。

病の気づき

〈一二月×日〉

体力の消耗とともに再び発話能力が引っ込んだ。一方では意識の面で明らかに今までとは違う変化が起きていた。この夏休み後の脳の良い変化が持続するだけでなくより進歩しているようにも感じる。

例えば夕べのことである。プリントの音読練習が終わると、ゆっくりとドイツ語で話し始めた。言葉はなかなかスムーズには出てこないが、諦めないで言いたい思いを何とか伝えようと頑張っている。いまだに日本語のテキストが読めないこと、かつて自分の書いた日本語論文でさえ読めないことを残念に感じてはいたのだが、その読めなさの最大の原因として、漢字があると言う。だから少しまとめて漢字の練習をする必要があると。自分の失語症状に関して、このように分析的に話し、しかも自発的に何かをしたいと言い出したのだ。漢字の練習帳のようなものがあればと言うので、私の教室で使用した二冊を見せた。国際交流基金の『日本語漢字入門』。これは初級で基本的な漢字五〇〇を収録している。それに加えてハダミツキーの『漢字とかな』。これは一九〇〇字を収録している。

まずは初級の漢字入門を最初から見始めている。このレベルにはそれほど問題はないらしいが、それでもわからない漢字はあるので、それにマーカーで印をつけるように言っておいた。夕べは一ページずつ漢字のチェックをしてほぼ半分まで目を通した。今までならば、昨日始めたことが次の日も継続されるのはまれであった。それが今日もまた「漢字入門」を開いて続きを読んでいる。今までとは違う。「意識」が働いているという感触がある。脳梗塞の発作以来、今になって初めて本人自身による「失語症」の自覚が生まれて、自分なりにその「失語症」と向き合って治していこうという気持ちが生まれたのかもしれない。「病の気づき」である!

『漢字入門』に収録されている漢字五〇〇字の内でわからなかった漢字は全部で六六あった。

森、位、岸、初、助、周、泉、辺、線、比、似、衣、園、羽、翌、習、低、仕、失、打、完、折、丁、救、丙、才、等、追、閉、預、個、旅、念、感、苦、故、快、易、留、解、訳、許、種、意、遠、占、黄、横、垂、拡、牧、枚、放、借、散、着、差、貸、波、破、彼、起、改、配、酒、勉

こうして並べてみると、文章読解の練習あたりで「読めていた」と思われるものも入っている。文章の中で出会うのと、単独の漢字として見るのとでは違うのかもしれない。だが、初級漢字五〇

〇の中で六六字しか失っていなかったのは嬉しい結果であった。

〈一二月×日〉

体力の消耗はかなりなものがあったから、それに連動して家庭での静養の日々の言葉はひどく貧しいものになった。口数がめっきり少なくなった。自分から話しかけることがほとんどない。静かである。ひょっとしてこのまま言葉は二つともに消えてしまうのではないか。そんな危惧さえ持つほどに出なくなってしまった。手術後の後遺症としては、声そのものも出にくい状態が続いた。喉にたんがからんでいるようなしゃがれ声で、発音の質も低下したから、何とか発話があったとしても聞き取りにくい。身体は前のめりに傾き全体にしょぼんと小さくなっている。暮れに帰宅した娘はそんな父親の姿に驚いて「まるで八〇歳のおじいさんみたい」と言った。あとわずかとはいえ残りの数か月を全うして退職の日を迎えられるのかどうか。そんな心配を家族がしたほどであった。だが、夫の「心の文法」に回復の兆しが見え始めている今は、ゆっくりとその次を待とう。そこまでの心の安定を家族が持つことのできた二〇〇八年の暮れであった。

心臓手術を乗り越えて、一命を取り止めたという安堵からなのか、口数は少ないとはいえ、夫のクリスマスへの想いはいつにも増して強いものがあった。今年こそはクリスマスツリーを居間に飾ろう。スパイスクッキーも焼こう。いつもの我が家のクリスマスをしよう。家族の気持ちも同じであった。来年は退職の年を迎える。あともう少しである。

第五章［二〇〇九年］

退職までの日々

〈一月×日〉

大学は五日に始まって連続四日通った。「あと〇〇回で終わる」。年が明けてから何度聞いたことだろう。それほどに今は通うこと自体が身体と脳への大変な負担になっているのだった。一方で自分の専門分野については教えることに未練があるようで、体調の良い日には「ちょっと早く大学を辞めすぎたか…」とも言う。大学教員としてまだ「やれる」という認識は相変わらず消えてはいない。だが、そもそも元に戻ることはない失語症である。本当の意味での職場復帰はあり得ないのが現実である。これからは失語症と自分のペースで付き合っていけるのを感謝した方がよいのだ。

この頃、朝目覚めて「これって何？　夢じゃない？」と思うことがいつの間にかなくなっている。

失語症が当たり前の日常になって、私もやっとその現実を受け止められるようになったのだろう。家族の側における「病の受容」である。話せない症状そのものを心配したり、何が原因かと悩んだり、何かしなければと焦ることがほとんどなくなった。脳の中に言語のストックはある。そして脳はリハビリを続ける限り良い方向へと歩み続けるらしい。ただしあくまで脳自身の歩みのスピードによってである。そんなことがだいたいわかってきたと思う。

やるべきことをやって、あとは時間にゆだねる。「待つこと」の大切さもやっと少しは実感できるようになった。そして何よりも脳の傷が癒えてきて「心の文法」が再び整い始めたのだ。喜びや悲しみという感情を再び共有できることが家族との生活の質を良くしていると思う。

〈二月×日〉

穏やかな日々に、ふとした落とし穴のあることをつい忘れて日々を過ごしていた。

大学を辞めるにはまだ人事課に提出しなければならない書類があった。人事課から妻の方に電話があって、辞める手続きの説明があるので二人で来てほしいとの話であった。失語症者には常に家族の同伴が求められる。だが、妻が夫の職場との連絡係を務めるのも最後である。ただ聞くだけのことと思って出かけ、書類を前に説明を聞いた。それが、聞くだけに終わらなかったのである。

雇用保険のことを夫は何となく納得していなかった。七〇歳まで仕事ができる権利を持っているのだから、雇用保険はもらえるものと思っている。TAが付けば実際に授業はできている。ただ、大学側は今後もTAを付けて七〇歳までの雇用を保証してくれるわけではない。六五歳で辞めると宣言したからこその便宜をはかってくれているのである。それはありがたいと感謝している。だが、自分は失語症のために就労の可能性を断たれたのであり、「依願退職」というのは自分の本意ではない。あくまで失語症のゆえに「辞めざるを得ない」から辞めるのである。そのような条件の下で助けになるのが「保険」である。「雇用保険」について夫は納得のいく答えと説明を求めていた。

夫にしてみれば退職の書類のいろいろな項目に○や×をつけ、妻も少しはドイツ語に訳してくれたりはしたが、「雇用保険」という保険については何かわからない。聞いておかなければならない。以前なら自分で聞けばそれで済んだ。だが、今は自分の言葉で質問はできない。ドイツ語に訳したり、夫の意を汲んで代弁するのは当然妻の課題なのであった。夫の言葉を日本語にしながら、頭の片隅に何かぼんやりとした違和感があった。夫はドイツ語で Ich habe Recht, koyouhoken zu haben. と言ったのだ。それを直訳して「夫は、雇用保険を得る権利があると言っています」と伝えた。たぶん、「夫は雇用保険について知識がないので、もう少し詳しく説明していただけますか」と言うべきであったのだろう。「権利がある」という言い方ほど、日本で生活していて誤解を振りまく表現はない。そのことを知っていてこの失態である。

このケースに限らず、失語症者の伴侶はたぶん私と同じような思いを経験しているのではないだろうか。いやでも本人の代弁者を、そして私の場合は通訳も務めなければならない。悲しいのは、今日の私のように、直訳をしてしまってそれが別の意味にとられてしまったり、たとえ自分の意見が違っていても失語症者の思いを伝えなければならないはめに時としてなることだ。

そして、妻の方もいつの間にか夫の思いに寄り添っている部分がある。「依願退職」という言い方に納得がいかないというのもわかるのである。「辞めざるを得ない」のであって、「何でお願いして辞めることになるのだ」というわけである。さらに、「雇用保険」という名の保険なのだから、まさにこのような場合にこそ適用されるはずだと。

私に雇用保険の正しい知識があればよかった。だが、こちらも経験がない。夫の疑問をそのままに伝えてしまった。たぶん、大学側はこれを大学へのさらなる「文句」と解釈するのではないか。

そして後日、人事課長から電話があった。夫が側にいたのですぐ取り次ごうとしたが、その電話は「奥様」宛であった。話しているうちに何かずれているのを感じた。私は大学へ文句をつけたのではない。だが、電話の向こうの声の調子はそれを危惧しているような感じであった。大学としてはやれるだけのことはやったのだという言葉にそれを感じた。

夫にしてみれば、失語症ゆえに仕事にならない、ゆえに雇用された者としては「解雇」され、ゆえに保険が適用されるという筋書きが一番納得がいくのである。

それはわかるのだが、ここは日本だから、夫のようなケースは「依願退職」という表現を使うのが普通で、ほかの選択肢はないのだと、聞いた通りに夫に説明し、何も今さらハローワークに通ってどんな仕事があると思うの、と夫に聞いた。

ハローワークに通って、就労の意欲があることを示し続けるのが必要とは夫は思っていなかった。保険は条件が整っていれば当たり前に支給されると考えていたようである。

この話はこれで終わりであったが、私の心に嫌な思いが残った。恥をかいたなと思う。納得できないという夫の思いを何でそのまま伝達してしまったのだろう。「それはたぶんできないよ」と言うことだってできたはずである。わかる日本語に訳すことだってできたはずなのだ。苦い思いが残って、それが一日中頭から離れない。妻であるのだから、夫の失語症を共にやっているのだから、共に恥をかくのも仕方ないだろう。忘れることだ。そう思いながら、忘れることができなかった。最近の億劫さとかぼんやりは、たぶん、再び出始めていた鬱症状の一つであったのだろう。

失語症の薬はないのか

〈二月×日〉

全てが億劫で体が重い。単純な日常の家事が全くはかどらない。最近は血圧も急に上がるかと思うとまた急に下がる。上がっても下がっても頭は重い。常に胃腸が悪いのもやりきれない。悪いことに数日前の雇用保険の件が頭から離れない。それで医者に出かけた。

自律神経の乱れらしい。先生は「即効性がありますよ。これで少し肩の力みを取りましょう」と言ってソラナックスという薬を処方してくれた。

それを飲むとたちまち眠気が襲ってきて、午後は薬に助けられて眠り、目覚めると久しく忘れていた元気が戻ってきたのである。本当に即効である。あれほどにくよくよと思い悩んでいたのに、どうでもよくなってしまった。

それにしても、薬一つでこれほどに脳内環境は変化する。失語症の治療にもこんな薬があったら嬉しいのだが。実はそう思ったのは何も今だけではない。失語症に関わる日々、私は何度かインターネットで失語症の薬物治療について調べたことがあった。ドイツのサイトで見つけた記事にはずばり「失語症のための薬はあるか?」というのがあった。答えは「残念ながらありません」である。薬の治療の効果が実証されていないという話であったし、また回復を見た事例にしても、並行して行われた言語リハビリと、どちらが失語症の回復に役立ったのかはわからないともあった。そこに載っていた薬には、Piracetam, Piribedil, Selegeline, Bromocriptin, d-Amphetamine と Dextran 40があったが、この中でもピラセタムは日本で最も売れているスマートドラッグだそうで、主に脳の神経伝達物質や、酵素、ホルモンなどの神経化学物質の供給を増やしたり、酸素供給量を向上させたり、神経の成長を促進させる働きを持つと言われる。そう聞くと失語症の治療に効き目があってもよさそうに思う。失語症そのものを治すのは無理だとしても、脳を活性化させ、脳内環境を改善するのにある程度の効果はあるのではないか。例えばドリンク剤でさえ、短時間ではあるがある程度の効き目がある。事実、ピラセタムのドイツでの臨床結果のレポートには「効果が認められる」というのもあった。ただし発症直後からの集中的な治療に用いられている症例であったから、もう三年も経過した夫にとっては意味がないのかもしれない。そのほかにはやはり初期治療としてイチョウ葉エキスの投与というのもあった。夫の治療にピラセタムの投与が可能かどうか、リハビリ病院入院中に私は担当医に尋ねたことがある。先生は効果が立証されていないという立場で、また日本では失語症への積極的な薬物治療は支持を得ていないとの意見であった。結局夫の失語症治療に薬が用いられることはなかったが、今でも私は時々その可能性について思うことが多い。せめて脳の状態を良くする補助的な役割でもいいから、そんな薬が使われてもよいのにと。

新しい日常

〈三月二三日〉

指折り数えての日々ではあったが、三月に入ってからは多忙であった。夫は結構大学へ出かける用があり、同僚の先生方や友人知人との「別れの儀式」のあれこれもあった。娘の結婚式もあって花嫁の父として娘と腕を組んで祭壇への道も歩いた。体力はまだ完全ではなかったから、何かひどく老け込んだ感じが残ってはいたが。

そして今日、夕方大きな花束を持って夫が帰宅した。「ご苦労様でした」。やっぱり胸にこみ上げてくるものがあった。大学には二四年間勤めてこうして家族を養ってくれたのだった。この数年はたしかに大変ではあったけれど、これで大学のために何としても職業言語の日本語を再獲得するというくびきからは解放されたのである。本当にほっとした。正直な感想である。

〈四月×日〉

まだ、退職してそれほどの時間が経ったわけでもないが、夫にも私にも、生活感覚に何か今までと違う変化が出ている。一番大きいのが義務からの解放と言えるだろう。自由になった。この感覚が生活の質を良くしている。言葉を取り戻す、いや、何としても取り戻さなければならないという感覚が薄れてきている。おおらかに失語症をやっていこうという感じである。

今日は嬉しい報告があった。以前福岡ユネスコのシンポジウムで発表した日本語の論文を読み始めたら、一ページ半まで読むことができて意味もつながっていったと言う。今までは三行が読解の限度であった。一ページ半を超えるあたりから読みにくくなったので、そこで止めたと言うが、これは驚くほどの変化である。脳にかかる負荷が少なくなって、身体の疲れもそれほどではない毎日、再び読む力を取り戻しつつあるのかもしれない。

また、大学の国際交流課から話があって、五月に英語で日本の政治について講演をする件が正式に決まったのだ。英語ならばできるのではないかと、嬉しい機会を設けていただいたのである。

〈四月×日　言語リハビリ〉

久しぶりの病院のリハビリで、今日は面白い検査があった。先生の言う単語を聞いて、それが日本語にあるかどうかをチェックするというものであった。

とびら、ひすん、よぼう、テレビ、はだか、さかか、きゆく、ていど、ゆいちょ、かしず…

一緒に聞いている私もその量の多さに最後の方は集中力がとぎれそうであったが、夫の正答率はかなり良いと思った。意味のチェックはなかったが、音として識別できる日本語の数はかなりな量であった。日本語も脳の中にこんなに残っているのだ。

〈五月×日〉

大型ゴールデンウィーク最後の日は前日からの冷たい雨の一日になった。

退職にまつわるあれこれの事務手続きにうんざりした数か月ではあったが、それも何とかほぼ終わりに近づいた。ほっとした。薄皮をはぐように失語症の悩みが消えていく感じがする。いったい何であんなに苦しんだのだろう。私の悩みも全て復職についての問題であったのだろうか。言葉を使って社会的責任を果たすことからの解放である。

本人は自分のやりたいものを持っている。長年の夢、ライフワークの完成である。任せておけばよいのだ。そして『ハリー・ポッター』の朗読が終わった今は、プロイセンの歴史を読んでもらっている。二人の共通の話題に結ばれた時間がある。そして、いつの間にか心が通い合う関係が二人の間に戻っている。言葉の不備は現実にあり続けているのにあまり気にならない。「心の文法」がいつの間にか整い始めているのだろう。何も練習はしなかったのに。

〈五月×日〉

退職してわずか二か月だというのに生活の質は劇的に変わった。その原因は夫の変化である。以前に比べて自発的な会話の量が増え始めた。自分から話題を作って話しかけることが多い。言葉そのものが特に滑らかになったわけではない。発話は二言語ともに今までと大差ない。言葉が出る日、出ない日、出ても質の悪い日とあまり変わらない。だが、生活全般にわたって意識が働いている。生活面での段取りもいつの間にかできるようになった。自分で手伝えることを自分で見つけてやる。相手の思いをはかることができるようになってきている。

前のような家庭学習は終わり、今は夫の自主性に任せている。日本語の本を二ページほど読めたと報告に来る。日本語が一、二ページ連続して読めるようになったのも、この二か月の急激な進歩である。また、読んでいる本でわからない箇所があると私に聞きにくる。

五月二〇日には、アメリカの留学生一二人に英語で「日本の政治」をテーマに講演を行った。以前ならば、ちょっとしたメモを用意して、フリートーキングでできた類の話であるが、前もって原稿を書き、読む練習をしてその日にのぞんだ。「読んでいて、どこで詰まってしまうかわからないから」という意識も以前にはなかった。当日は息子が一緒に出かけていざという時に備えたが、全部自分でやり終えた。質疑応答の後半ではさすがに疲れが出て、息子の助けも必要になったらしいが、それでも、まずまずの出来であったと言う。英語の壊れ方については特に記録をしてはいないが、英語だけが失われなかったということはないだろう。しかもリハビリらしいことは何一つしていない。それが、原稿を書き、講演をし、質疑応答までこなすことができたのである。これは失語症回復のオマケという感じの嬉しい結果であった。

この準備にかけた二週間ほどは、この原稿だけに集中してほかのテーマには手をつけていない。並行していくつかの仕事をすることはできない。そう考えて自分で体力、気力と時間の釣り合いも考えていた。そして終わると、「今日から次の自分のテーマにとりかかる」と話した。自立と自律、それが大学を辞めて自分の時間が自由に使える状況になった途端に自然に完成したのである。

奇妙な論理も少なくなった。家族の普通の日常が戻ったのである。数回の手術による体力の消耗、大学に通うこと、授業をすること、これらが要するに脳に過大な負荷をかけ続けていたのだろう。脳が悲鳴をあげていたのがこの数年のさまざまな症状の原因であったらしい。

中途半端に大学に復職してしまったことが、マイナスであったのか、良いリハビリであったのかはわからない。発病の時点で本人に病態の認識ができていたら、たぶんもう少し失語症に対する二人の態度や意識にも違いはあったのではないか。少なくとも「二人で共に」という状況はあったような気がする。あるいは初めから夫の意思で退職が選ばれ、私が一人できりきり舞いをするようなことはなかった。そんな気がする。でも、それも今振り返って初めて言えることである。

〈六月×日〉

夫の体調はかなり良い。そして今、私たちは向き合って、それぞれの人格として関わり合っている。二人の間にはきちんとした距離が再び存在する。

今まではどうであったか。距離がない。彼はべったりと私のもう一つの皮膚のようにへばりついていた。それを疎ましく重荷に感じながらも「はがす」術がなかった。火傷の痕にへたに移植された別の皮膚のように生々しく、それはそれとしての存在を主張して、私の皮膚に馴染もうとはしない。それでいて、二つはへばりついてもいるわけだから、どこか同じ部分を共有もして同じ血液の養分を分かち合ってもいるのだった。

どこからが夫の思いでどこからが私の部分なのか区別のつかない曖昧さと齟齬とひりひりとした痛みと…。今、距離ができてみると、日常の生活の中で交わされる言葉にどれほどの不備があろうと、それ自身が大きな問題ではないことに気づく。

〈六月×日〉

ヴォーリズの建築の写真展があって、二人で汐留まで出かけた。

ヴォーリズの建築は学校、教会、個人の住宅と多岐にわたるが、そのどれにも共通して、住むことへの愛着が瑞々しく表現されていた。微妙な和洋の折衷であり、そこに本来は異質なものでありながら調和の美が実現されていて、何よりも温かい心のぬくもりがあった。

私たちは二人とも、昔からコロニアルスタイルとか、和風洋館とか、インテリアにしても、洋の物、和の物を適当に一緒に使いながらの生活が好きだった。二つの文化がどうのこうのと対立しながら、案外とこのヴォーリズの建築のように、私たちも調和の美をそれと知らずに目指して生活してきたのかもしれない。二つの異質なもの、それを対立として見ないで、調和へと高めていくこと。私たちのこれからは、たぶんこの方向を目指すべきなのだろう。

気がついてみれば、二人とも長く東京に暮らしながら、東京を見る機会がほとんどなかった。家と職場の往復で手一杯だった。それが、今時間ができてみると、東京を知りたい、見たいという思いが強くなっている。私たちの人生の中で一番長く住んだ場所が東京であった。いつの間にか三〇年を東京で暮らし、子供たちにとっては故郷である。何か懐かしい思いがこみ上げてきた。

ただいま!

〈六月×日〉

夫は朝から息子と二人で研究会に出かけた。非常に有意義な会であったそうで、満足して帰宅した。数年ぶりの出席であり、会場で「一言、どうぞ」とスピーチを求められた。準備していたわけでもなかったし、言葉の出方も悪くて困ったが、壇上から文字通り一言「ただいま！」と言って会場の笑いを誘ったということであった。

夫らしさが戻っている。日本語は初めはひどく出ない状態であったが、懇親会では話すほどに調子が出てきて、結構面白く会話が弾んだとのことである。ところどころ、話が難しくなる時には息子がフォローして、それもうまくいった。つまり、サポートは必要である。でも、それがあれば何とか通じるというのは、理想的な失語症者の生活ではないか。

大切なのは、定年後の毎日が多忙であることだ。来客も多いし、出かけることも多い。昔の研究休暇の時のような時間が流れている。

ただ時々、壊れた言葉の問題がまだ脳の中に居座っているのを知る。ドイツ語の「格」の問題である。動詞の格支配が三格か、四格かというあたりでわからなくなる。はっきりと間違いながら正しいと断言する例もある。ドイツ語における「格」は日本語の「助詞」の問題である。不思議なのは日本語の格助詞の方は比較的回復は早く、今ではほとんど問題がないほどに戻っている。同じような壊れ方をしていながら、両言語でこんな回復の差がある。しかも母語で格の問題を長く引きずっているのが不思議に思われる。

〈九月×日〉

八月中、夫はドイツの新聞フランクフルターアルゲマイネ紙に掲載される記事を仕上げていた。天皇の宗教的儀式と憲法に関する内容である。もともとこの記事は脳梗塞前にどこかに発表する予定で英語でざっと書かれていたものであった。この原稿に発表の機会を与えてくれたのが、ジャーナリズム専攻の女性で、私の日本語の生徒であった。

ところで、ここで面白いことが起きた。自分で書いた英文である。その内容をドイツ語に書き直せばよいのであるが、それができないと言う。訳すだけでいいのではと言うと、頭の中の翻訳機能は作動しないと言う。英語、ドイツ語はそれぞれが独立していて、その間の橋がかかっていない?

結局この原稿は、彼女がまずドイツ語に翻訳して、それに夫が手を入れ、削ったり新たな内容も付け加えたりして、いわば共同作業によってできあがった。新聞には二人の連名で掲載された。

仕上げるプロセスに確かに失語症の影響があったものの、倒れてから初めて世に出た原稿であり、夫の喜びは大きかった。新聞記事を読んだドイツの友人たちから反応がすぐに届いたのも夫にとって大きな励ましとなった。

〈一一月×日〉

ドイツへ終の住処を移すのかどうか、その話はその後何となく消えてしまっている。それよりも、新しく始まった日々の活動の方が忙しくなっている。一般読者に向けて天皇に関する本をドイツ語でまとめたいと言う。その第一歩として、一一月になってから、ご近所の友人に手伝ってもらって『天皇のまつりごと』という新書を読み始めた。以前ならば難なく読めた書物も今は一人では無理である。それでも今は時間がある。ゆっくりと時間をかければよい。一二月からは若い知人とのドイツ語と日本語の読み合わせも始まる。何よりも夫が自分にとって今必要と思われることを自分で選んでやり始めたことがめでたい。

後戻り

〈一二月三一日〉

私たちは皆浮かれていた。退職後の回復は順調であった。「言葉の文法」も、あれほど家族の心に重くのしかかっていた「心の文法」も整い、体調さえも文句の言えない状態であった。夫の日々は生き生きとして、活動的であった。多忙な日常で、まるで昔の夫を再び取り戻したかのようであった。一一月にはドイツの友人が訪ねてきて一週間我が家に滞在した。夫は東京を案内して回り、友との語らいに明け方まで時を忘れた。その頃である。夫にまた体調の変化と奇妙な物言いが現れるようになった。何かがまた狂い始めていた。予期せぬ急変に慌てて、私は夫の行動に事細かく口出しをして再び生活を管理し始めた。自分では気づかなかったが、私の夫への言葉を傍でじかに聞いた友人が、「可哀想なエルンスト」と、夫に同情したぐらいであった。ブレーキのかけ方が急すぎたのだろう。夫の「心の文法」に激しい後戻りが起こったのである。

「ドイツに一人で帰って向こうで住む」と宣言するや、勝手に飛行機のチケットを予約して飛び立ってしまった。そして次の朝、夫の姪から電話があった。「叔父さんが…到着直後に病院に搬送された。今、入院している」と。心房再動の再発であった。

結局ドイツでは二度入院して何とか帰国に耐える状態になって夫は帰国した。そのうえ帰国前日に凍った雪道で転んでそのまま医者に行く時間もないままに、痛みをこらえての帰国であった。出迎えた息子と私の目に映った夫は、一回りも二回りも小さく縮んで丸まったような姿であった。

背骨にはひびが入っていて、再び、安静の日々が続いた。今までの努力はいったい何であったのか…。こんなに簡単に壊れてしまう「回復」の喜びであったのだ。

この事件は家族に大きな心の傷として残ることにもなった。夫の心の中に「家族から離れて」の思いが実は消えていないのを、ここで突きつけられたのである。その思いに火を点けたのは妻の夫を否定するような言葉であったのだ。「否定的な言葉を言うことは今後いっさいやめよう。今は回復がテーマなのだ、それだけに的を絞ろう。そして、夫の病に過信は禁物ということを学ぼう」。私が心に誓った結論であった。

夫のスーツケースには、クリスマスの必需品のシュトレン、スパイスクッキー、大好きなマジパンがいっぱい詰まっていた。家族の絆を思う大切な我が家のクリスマスに欠くことのできないドイツの味であった。家族から逃れるための旅ではなかったか。それなのにスーツケースの中にはクリスマスの味がいっぱい詰まっている。そのつじつまの合わなさが切なかった。

今年は誰もクリスマスの「贈り物」を揃えなかった。我が家の歴史始まって以来初めて、家族のクリスマスが消えた一二月であった。そして、二〇〇九年が過ぎていった。

第六章 ［二〇一〇年］

高次脳機能障害

失語症と関わる日々の言葉の記録や思いをひたすらパソコンに向かって打ち込んでいた。その日記は二〇〇九年の秋でほとんど終わっている。吐き出す行為を必要としない普通の生活が戻ってきていたのだ。

二〇〇九年の一二月の事件には記録がない。それほどの事件であった。そして、今夫の体調は再び良好である。身体のリハビリは振り出しに戻ってしまったが、これも継続あるのみである。だが、ありがたいことに去年の入院に懲りて、さすがに無茶をしなくなった。ほっとしている。と同時に心房細動の再発はやはり身体にダメージを与えていると思う。規則正しい家庭の生活の中では健康が保たれているが、体力はかなり落ちたと感じる。あの事件について家族が触れることは全くない。

生活や健康面での回復と安定、それを目指し維持していくことのみに今は焦点が合っている。

〈五月×日〉

失語症の日々がそれなりに定着して、最近は、もうたいして変化はないと思っている日常であるが、今日は「えっ？」とびっくりするようなことがあった。「この二か月ぐらい前から感じているんだけど、自分は話す量が少ないと思う。なぜだろう？」と夫が言う。今になってやっと気がついたということなのだ！　失語症もやがて五年を迎える今になってである。実際は以前に比べてむしろ発話量は増えているのである。

黙って何も話さない時が長くあったが、その時にはこんな自覚はなかった。発話の少なさは失語症のせいで、こんな「気づき」のできたこと自体が次なる脳の回復だと話した。その説明は夫にとっては何かまだピンときてはいなかった。首をかしげて、まだ「何で、そんなに話さないのかな？」と言っている。

〈五月×日〉

夫が嬉しそうに報告に来た。「日本語で書いた昔の論文が、まあ小さいものだったが、今日初めて全部読めた！」と言う。自分でも驚いたそうだ。ここに行き着くまで四年と七か月のリハビリの日々を費やしている。ほんの小さな抜き刷りの一冊。かつては一〇分ほどで読めたものである。発症直後にこの回復の時間を五年ぐらいと言われていたら、私はそれをどう受け止めていただろう。

がっかりして、諦めてしまっていたかもしれない。先が見えないからこそ、頑張ってしまって今があるとも言えるのではないか。そんなことを思った。

〈六月×日〉

言語治療の最終日を迎えた。今年の春頃から、リハビリの時の近況報告が「とても聞きやすくなった」というのが先生と横で聞く私の共通した感想であった。その理由は、まず発話の順番が理にかなっていて、また文法も整っていることにある。情報が単語として飛び飛びに、あるいは不完全な構文で話されるわけではない。時制の区別もついたことが、さらに情報伝達の順番を追うのを楽にしてくれる。また、自分から質問を向けることもしばしばあるので、会話が両方向で交わされる感じが強い。こんな点でも普通になってきたと思う。去年の今頃はまだ、自由会話の質の悪さを嘆いていたのだったが、いつの間にという感じで発話の質は普通に近づいている。脳はプラトーの時期に入ってからむしろ着実に前進している。

リハビリは今までの反省のような会話になった。先生にとっても私たちにとっても、まさに手探りの数年であった。もう少し早くから漢字に焦点を合わせるなど、別のやり方もあったかもしれない。だが、あれこれ反省点はあっても、私たち夫婦は穏やかに満足してこの日を迎えた。リハビリの途中で、まだどこに行き着くかもわからないままに「これで終了」と手放されることなく、納得して今日を迎えた。これから自立して失語症と向き合って暮らしていくことに不安がない。

夫の失語症は二言語にまたがったため途中複雑な回復の道をたどった。だが失語症自体は実際には軽度であったらしい。失語症検査がドイツ語で行われたわけではなく、日本語であったゆえに「重度」という始まりであった。とはいえ、リハビリに要した年月は四年八か月に及ぶ。リハビリには時間がかかる。夫の失語症リハビリに時間制限が適用されなかった幸運をつくづくありがたいと思う。手探りの日々を送りながら、私が家族の立場でリハビリの時間から受けた多くのヒント、反省はありがたい支えであった。

何よりも、言語リハビリは「言語治療」であって、私が家庭で試みた「日本語教育の応用」とは本質的に違うはずであった。家庭で応用を試みていただけに、それだけ私としてはもう一方の支えとしてのあるいはチェック機能としての「言語治療」を必要と感じたのである。

今日、言語聴覚士から数枚のコピーをもらった。高次脳機能障害の回復の図と道筋の説明であった。この回復の図解を見て、この数年ずっと思い続けたあれこれの不思議が氷解する感じがした。そうだ、これだ、これだったのだ！　そう思うほどにこの説明と図解は夫の回復の道筋を明確にしてくれていた。少し長くなるがそのまま原文を引用したいと思う。

「高次脳機能の機能階層」

高次脳機能には階層構造があり、高次脳機能障害のリハビリテーションにおいても、まずは、より基盤にある覚醒レベルや注意機能の回復が必要である。脳損傷後の急性期や回復期の初期にみられるぼんやりとした様子やもの忘れは、しばしば軽い意識障害や全般性の注意力障害が原因となっていることが多い。そして、注意機能や覚醒レベルが向上していくにしたがって、発動性

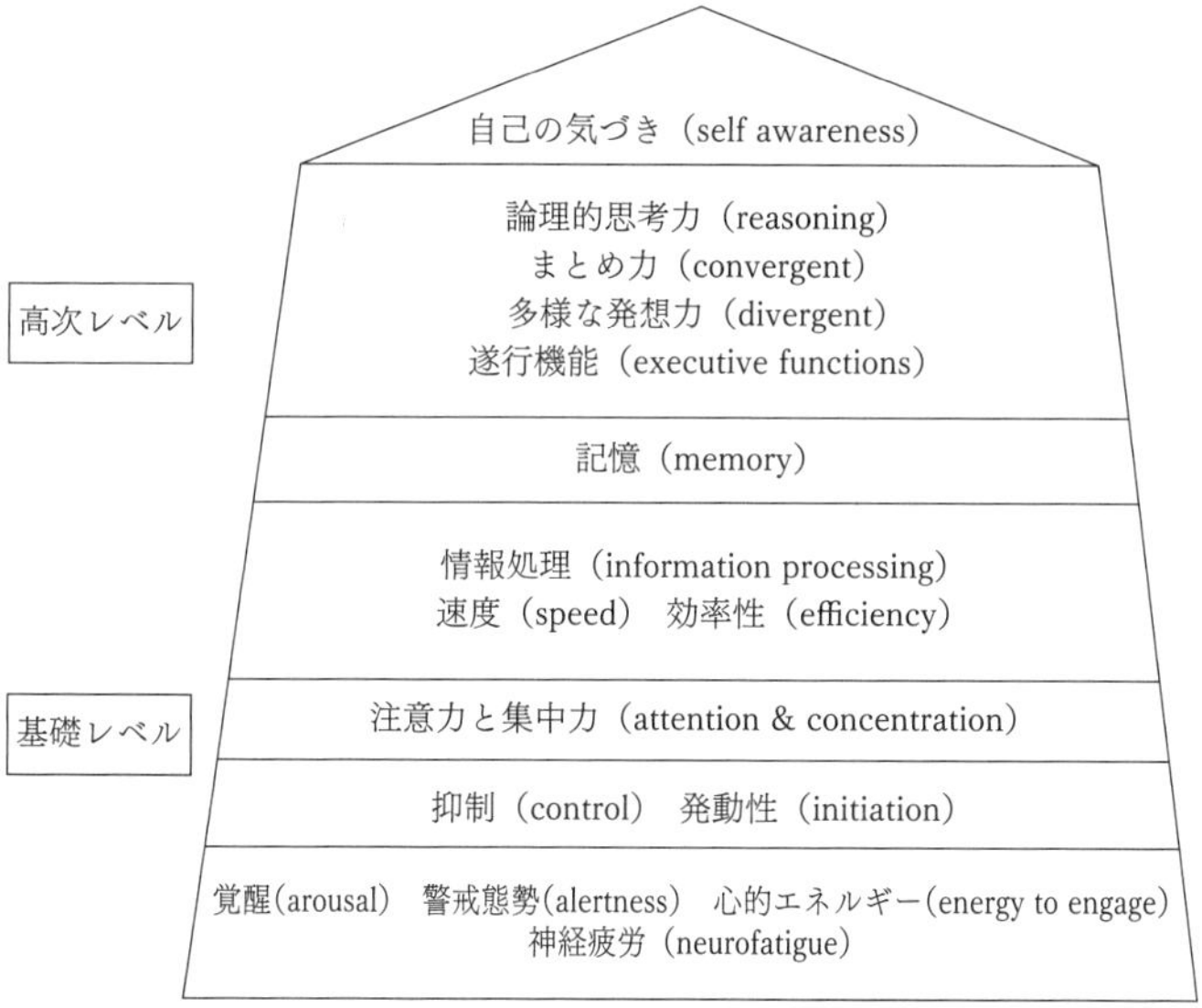

図1　神経心理ピラミッド

より下方に位置する神経心理学的機能が充分に働かないと、
それより上方に位置する機能を充分に発揮できない。

や自己をコントロールする機能も改善し、より高次の神経心理学的機能の障害にも向上がみられてくる。また、ある程度、下位の神経心理学的障害が回復してくることによって、論理的思考や主体的意識にも改善がみられ、自己の障害への気づきも生まれてくる。

ニューヨーク大学リハビリテーション医学ラスク研究所では、高次脳機能（神経心理学的機能）の階層構造のモデルとして、図1の神経心理ピラミッドを推奨している。このピラミッドのなかで、より下方に位置する神経心理学的機能が十分に働かないと、それより上位の機能を十分に発揮させることができない。したがって、より下方に位置する神経心理学的機能をまず働かせるように訓練していくことが、それより上位の機能を効果的に発揮させることにつながる。自己の気づきがあれば、他の各種機能がある程度低下していても、代償手段を利用したり、あるいは周囲からの助言を取り入れながら、適応的な行動ができる。しかしながら、自己の気づきを得るためには、論理的な思考や、それを支える記憶や遂行機能、さらには一般的情報処理や注意、集中がある程度保たれていることがむしろ必要であり、まずはこのようなより基盤にある神経心理学的機能の向上に働きかけていくことが重要である。(山鳥重ほか『高次脳機能障害マエストロシリーズ1　基礎知識のエッセンス』医歯薬出版)

思い出してみれば、この数年の「何で?」という問いも、ドイツ語教科書との不毛な闘いも、全てがその時期には合わない無理を強いてのことであったかと、やっと気がついたのである。「気づき」の課題は、実に病む本人にも、それに関わる家族にも等しく降りかかっていたのだった。もっと早く家族がこの「高次脳機能障害」という説明を受けていれば、この図を見ながらその時その時の脳の状況をたどることもできたのにと思う。あれほどにじたばたと悩むこともなかったのかもしれない。

「高次脳機能障害」という言葉を知る機会は実はあった。例えば、「失語症は高次脳機能障害の一つである」という言い方である。だが、失語症の夫のテーマに結びつけることがないままに過ぎてしまった。「言葉を失う」面にばかり関心を向けてしまっていたのだろう。さらに、失語症関連の書物を読みながら、高次脳機能障害の説明と合わせて失語症を解説するものに出会うことはなかったように思う。私の読んだ範囲では、繰り返し説かれていたのが、失語症はあくまで言葉の面での障害であり、認知機能とか、精神面での問題ではないとする見方であった。失語症者は心の面ではあくまで健常者であり、相対する者はその点で誤った判断をしてはならない、言葉の不具合に焦点を合わせて子供扱いをしてはならないと。そして何よりも言葉以上に「心を通い合わせること」の大切さを説くものもあったのである。まさに、その点に我が家の問題があったのであるが。だから夫の発信してくるさまざまな問題、私が「心の文法」の問題と表現した症状に、言葉以上の大変さを感じ続けたのであった。

高次脳機能障害のさまざまな症状が独立して一つだけ現れる場合もあるが、多くは複合的に絡み合って出現することをもっと初めから知っているべきであった。「失語症」という病名はそれほどにインパクトが強かったと思う。そして、高次脳機能障害はだいたい五年ほどの時間の経過で回復への道筋をたどるという。それを知っていれば家族は心の準備もできたかもしれない。

やがて五年を迎える今になってこの図を見ると、家族が感じた不可解な症状も夫の脳の回復の過程としてはそれなりの理由があったのがわかる。脳は自分なりの道筋をたどって、それなりの時間をかけて、この図にあるステップを一段ずつ回復へと登っていたのであった。そうか、これが夫の失語症の姿であったのだ。そして待つこと、やるべきリハビリをやりながら待つこと。だが、脳に負荷をかけすぎないバランスを保つこと。これをやっと今になって実感した家族である。

文型文法

〈八月×日〉

今教えているドイツ人の生徒はこの秋に日本語能力試験の二級を受ける。それで、夫の失語症のリハビリに家庭で使用したのと同じ『二級問題集』を使って問題を解く。大変よくできる生徒で、レッスンは教える方も習う方も全て日本語である。よほどのことがなければドイツ語で説明することはない。だが、読む、書く、聞くという技能に関しては、失語症にもかかわらず今の夫の方が圧倒的によくできる。話す技能は夫の出来が悪い。言語能力はその学習に費やした時間と与えられた環境にもよるとつくづく思う。かなり失われてしまった日本語ではあるが、それでも語彙の豊かさ、文法の確かさは三年ほど日本語を学習した若い生徒の比ではない。

レッスンのたびに、毎日夫と練習した日本語教材を健常者を相手に再び使用するようになって、あらためて夫の家庭学習の日々が思い起こされる。もし私に日本語教師の経験がなく、文型文法という日本語へのアプローチがなかったら、私は夫の失語症に家庭学習の形で関わることができたであろうか。昔学校で習った学校文法だけの知識しか持ち合わせていなかったら、私は夫の壊れた日本語を前になす術もなく立ち尽くしていたであろう。学校で習った橋本文法は、日本語を母語とする学習者に向けて、日本語を整理して、その当たり前の母語が文法という構造を持つことを解き明かしてくれるものであった。そのまとめ方を見たからといって、それを壊れた言葉の修復にどう使うのか、その道筋は全く見えてこなかった。一方文型文法は、日本語を初めて習う人のためにより速い習得と実際の言語運用力を養うことを目標にして組み替えられた外国人用の日本語文法である。その第一の特徴は、述語を中心に置いてそれぞれの述語が要求する助詞との結びつきを表現の類型という切り口でまとめるというものである。日本語は、第一にどのような形で表現するかという文型で整理され、次いで文型ごとにどのような意味内容を伝達するかで分類される。

だから、文型文法による日本語文法の教科書は例えば「存在、場所」の表現のためには

［場所］に　［物］が　（ある／ない）

［場所］に　［人／動物］が　（いる／いない）

という形を提示して導入する。そのほか、「移動」「変化」「時の表現」「要求」「依頼」「意志」「伝聞」「原因」「理由」等々と細かく分けられた表現に応じた文型がある。

夫が発症直後に家庭で指のリハビリのために書写した基本文型も、この文型を易しいものから難しいものへと一課ごとに提示した日本語教科書であった。家庭学習で最初に扱った「表現文型」というのも文型教科書である。

長年日本語を教えてきて、私が初級教材の中で最も好きな文型がある。いたって単純な「名詞1は　名詞2　です」という文型である。つまり、「これ／それ／あれ　は　本　です」で始まる名詞文で、標準的な日本語教材では第1課から導入する。現実の言語運用の場面では「これは本です」のような発話は不自然であるとの反省から、まずは「私は学校へ行きます」のような動詞文から導入する教材もある。だが私は、文型の易しさと、それにも関わらず多くの表現を可能にしてくれる

この文型が初級の導入としては優れているとの考えで、長年愛用している。実際この文型を使うとコソアドの体系がすぐに導入できる。肯定、否定の形。文末に助詞「か」を付ければ疑問文である。さらに「これは何ですか」「本はどれですか」「あの人は誰ですか」「駅はどこですか」と疑問詞が続く。「今日は日曜日です」と週の名称を入れ、「今は冬です」と季節の名称を教える。「今何時ですか」と聞いて時計の読み方を教え、「これはいくらですか」と買い物もできるようにする。このように、実際にはこの文型一つでかなりなことが言える。身の回りの生活用語として使うことのできる文型である。リハビリテーション病院に入院する前、家庭で行った書写と音読も集中的にこの範囲のおさらいをしたのであったが、その段階でわかったのが、この文型は夫の脳の中に生きているという感触であった。また、「〜て」型を「待ちの課題」と考えることができたのも、格助詞が比較的早く回復しているなどが確認できたのも、文型教科書のおかげである。日本語教科書の提出順序に照らし合わせて失語症回復のステップを自分なりに整理することができたのである。

病院の言語聴覚士による専門的な言語リハビリは日本人の失語症者を相手に作成されていて、その提出順序や内容は、言語リハビリの確立された理論に基づいて行われていたのであろう。だが時として出された課題を解きながら、夫が何につまづいているのかが見えにくいものもあった。その難しさが失語症ゆえのものなのか、あるいは外国人ゆえのものなのかわからない。また、ずっと継続される課題に「これは、何を目的としてやるのか？」と夫が疑問を持つこともあった。

バイリンガル失語症の言語リハビリがどのような理論を基にしているのか、まだ私にはよくわかっていない。だが、外国人失語症者として日本語を取り戻したいという症例の場合、この外国人用に作成された文型文法教科書は、日本人のためのリハビリ教材と並行して家庭で使用する意味があるかもしれない。失語症者のリハビリは日本語の「再学習」ではないと考えると、教科書を使って何になるかとも思うが、これは教える側にとって使いやすいリハビリ用具であったと思う。

事実我が家の家庭学習を支えたものは日本語教育の文型である。これは単純な文型に当てはめて練習でき、常に夫がどの文法項目を理解できなくなっているのかがはっきりと見えたのが利点であった。また「存在」「数量」「移動」「変化」「時」「要求、依頼」「希望、願望」などの意味や機能の表現類型によって、意味的に言えるもの言えないものが教える側によく見えるのもよかった。病院のリハビリに同席する私の頭の中には常に尺度としての日本語文型があり、夫の回復の段階を整理しながら知る良い目安となっていた。

「標準失語症検査」と並んで、日本語能力試験の段階的評価もまた違った角度から夫の回復の道筋を知る手だてとなった。中でも『日本語能力試験　出題基準』（著作・編集　国際交流基金・日本国際教育協会）は大変参考になった。夫の言葉が脳の中で実は「壊れも」「消えも」しないでかなりな量が残っているのに気づいたのも主にこの本のおかげであった。一～四級までの試験の出題基準として語彙や「文法的な〈機能語〉の類」のリストが載っていて、それに照らし合わせて脳に残っている日本語を見つけることができたのである。発話に接する限り、時として「消えてしまったか」と思うかたわら、「脳の中では残っている」という発見は、心の支えでもあった。夫の失語症は「言葉の文法」と「心の文法」が壊れる二本立てであって、さらに多言語が複雑にからまっていた。日々の壊れた言葉と心に翻弄されながらも、せめて文型文法によって「言葉の文法」の壊れ方をたどることができたのも大きな支えであった。たまたまの、これも私たちが得た幸運であったと思う。

失語症の受容

〈九月一二日〉

今年は酷暑の夏であった。その暑さが九月になっても衰えることなく居座っている。ひどく蒸し暑い、耐えられないような都心の暑さの中、東京都言語聴覚士会主催の講演会が日本歯科大学の九段ホールで開催された。テーマは「いまを生きる」。「苦しい日々もあったけれど今、生きていてよかった。そう言える方々の今をご本人と担当言語聴覚士がお伝えします」というものであった。

講演者は全部で四人、そのうち夫を含め三人が脳卒中による後遺症を持ちながら生活している。講演者の一人として夫が六月までお世話になっていた言語聴覚士と共に発表することになって、私も客席から講演を見守ったのだった。

講演会への参加を打診された時、息子も私も夫のケースはこの講演のコンセプトに合わないのではないかと思った。発症の頃から夫の脳の中にあったのは職場復帰への確信であり、それが困難であるという意識もなかったというのが家族の見方である。「病気になる前も病気になった今も自分は変わりのない自分である」と夫は言い続けてきた。言葉を失って研究者としての道を閉ざされる恐怖、日本語を失いながら日本に住み続ける「外国人」としての疎外感、何よりも言いたい頭の中の思いを形にして伝達できない日常生活。どんなにか夫の苦しみは深く悩み多いものであろう。それをどうやって夫は克服できるのだろう。鬱症状が出るのではないか。だが、悩む夫の姿は家族の記憶の中にはない。「苦しい日々もあったけれど、今生きていてよかった」と言えるような失語症の日々を夫は歩んでいたのだろうか？　このフレーズはむしろ妻の方に当てはまるのではないか？だが、本人は講演の話をたいした迷いもなく受け入れて、先生との数度の打ち合わせを重ねて今日の発表となったのである。

四人の講演はどれも、言語聴覚士の作成したスライドを軸にして進められた。病歴と今に至るプロセスがよくわかり、また講演者自身の発表や言語聴覚士との応答にそれぞれの「病」が実感され、立体的に「いまを生きる」講演者の姿が浮き彫りになっていた。

印象深かったのは、夫ともう一人の講演者の病む以前の声がテープで流されたことであった。夫にしても、もう一人の講演者にしても、今日の講演を聞く限り、これだけ話せれば何が問題？と聴衆は思ったかもしれない。だが、以前の「声」は、明らかに健常者のそれであり、今の声とは明らかな違いがあった。

何が違うか？　まず話すスピードと語彙選択の滑らかさである。言いよどむことがない。伝えたいメッセージと話された言葉がぴったりと結びついている。そして声の質も違う。

ああ、やはりこんなにも「前」とは違ってしまっている、と思っていると、今度は夫の発症直後の音声も流された。コマの絵を指して「これは何ですか」と言語聴覚士が聞いている。

「…こしうら、こしら」

「こで始まるんですけどもこれは、こ」

「こ、こじら？」

次は山の絵であった。

「え、ではこれは？」

「と、とらで」

「これはやで始まります。や」

「…」

あの時期からほぼ五年経って、今、壇上で不完全ながらも意味の通じる受け答えをしている夫の姿がある。ほとんど言葉を失ってしまったように見えた初期の頃を思えば、たしかな回復ではないか。

また、夫には夫なりの言葉を失う「悔しさ」も「苦しみ」も実はあったということに今日初めて妻は気づいたのであった。「神は正義ではない」との言葉さえもあった。「四〇年かかって身につけた日本語が全部消えてしまった」。悔しさの言葉もあった。だが、この言葉を私は今日初めて聞いたのである。「家族には女々しいことは言わない」という夫の日頃の美学が失語症においても遺憾なく発揮されていたのであろうか？　あるいは、やっと最近になって自覚された失語症であり、それゆえの今の悔しさであるのだろうか。

静かな毎日の生活の中で久しぶりに訪れた行動の日である。夫は疲れた様子であったが、終わりまで残って全員の発表を聞いた。もともと、失語症者の集いなどには妻が誘っても絶対に出席しようとはしなかった。患者会とか家族会の存在は、病む本人にとっても家族にとっても大切な交流の場であると思う。同じ病を持つ者同士やそれを支える家族たちの連帯感もこの病と関わっていくための支えの杖である。だが、夫の意識はあくまで健常者の側にあり続けたと思う。今は病のためにそこから一時的に離れているが、帰るべき場所は大学であると。それは健常者の場であった。そして、大学に復職してそこで初めて現実に向き合ったということなのだった。今日も壇上で、「大学は復帰はしたが、続けることはできなかった」と述べていた。

その言葉を聞いて、私は今日、この場で夫の失語症の闘いの日々が一つの結果に結びついたのを感じた。思えば、発症以来目指したのはひとえに健常者の世界に戻ることだけであったような気がする。初めから無理な目標と知りながらそれを支える側の妻も、常に健常者の社会の尺度を持っていた。それゆえの闘いの日々であり、達成できない苦しみであったと思う。

それが変わり始めたのは早期退職という撤退があってからである。その意味で職場復帰は夫の失語症受容のプロセスに大きな役割を担ったと思う。家族にとっても同様である。

今、夫の日常は夫自身によって律せられている。

失ったものは大きい。自己実現の職場、大学である。その無念の思いを時々は口にするものの、その現実をふまえて今何ができるか、そのことに夫自身が自分の課題として取り組んでいる。五年経った。時が癒しの力を持っていることを今日のほかの講演者の例にも見ることができた。失語症を得てからの夫と家族の今までの時を私は思った。「日本語の回復はない」という医者の言葉を受け入れられない妻の思いがあった。そんなはずはないと反発する気持ちがあった。完全な治癒はないと知りながら、それでも目指した「回復」であった。その道筋を思いながら私はこの五年間を振り返った。この目指した「回復」の道、私たちがたどったこの五年間はつまるところ「失語症の受容」に向けての日々であったのだとも言えるのではないだろうか。

おわりに

失語症の記録を結んでからまた時が過ぎた。今、発症から八年目の日々を過ごしている。夫に自分の失語症について少し語ってもらおう。ドイツ語から日本語に訳してある。

「失語症になって一番変わったことがある。自分の発する言葉の不完全さが自覚されて、人前であるいは人と話すことに自信がなくなった。会話が単純な事柄ばかりになり、以前のようにさまざまな内容について語り合ったり議論することが難しい。自分の意見を言いたいときはドイツ語で文章にしてそれを読み上げるしかない。また、日本語ではそれも難しい」

「失語症の気まぐれな変化には今でも苦労している。特に話す場合、ドイツ語も日本語も驚くほどに滑らかに出るときがあるかと思うと、共に全くダメな日がある。予測がつかない」

「記憶障害にも困っている。以前読んだ本が『良かった』までは残っていても、中身は真っ白に消えてしまっている。また、苦労するのが対人関係の記憶。顔は覚えている。懐かしい顔だとも思う。だが名前もその人との関係も、同僚であったかどうかの記憶もない」

「名詞にこれほど苦労するとは思わなかった。話していて『何が』『何を』『どこに』を言おうとしても、まさにこの部分が埋まらない。話にならない」

「職業人生を全うすることができなかった。その思いと悔しさは消すことができない。もっと重度の失語症者の苦労を思えば、嘆くわけにはいかないと思う。しかし、自分には自分の人生の自己実現の目標があった。それが中途で途切れてしまった」

「今、日本語を読む力はかなり回復し、また回復し続けてもいる。だからといって一人で読めるわけではない。常に人の助けを必要とする。対外的な処理も同じである。身体的障害は目立つほどではないから、このギャップが家庭外では誤解を生むことにもなる。失語症者が家にこもりがちになるというのもよくわかる」

「リハビリはやり続けている限り、何らかの良い変化をもたらしてくれる。だが、最近は脳のキャパシティのことも思う。失語症になってから、ドイツ語さえ残れば自分にはライフワークを書く目標があると思っていた。今はそれが無理かと思うようになっている。小さなテーマを扱ってまとめることはできるが、大きなテーマは無理だと」

「神を恨むという気持ちが消えない。そして神は存在しないとも思う。だが、不思議な感覚ではあるが死を恐れなくなった。死の間際まで行った経験なのだろうか、以前は怖いと感じていた死を『滑らかな移行』と受け止めている」

夫の失語症の日々に関わりながら、「失語症に完治はない」という言葉に思いを巡らすことが多かった。具体的にいったい、どのあたりをして到達点と言うのか…。それがわからなかった。最近になって、今がそのあたりかなと思うことが多い。夫の言葉にもあるように、確かに回復の見える点はさまざまにありながら、いかにも失語症と思えるティピカルな症状は消えることがない。これが失語症の顔だなと思うほど、馴染みになった症状である。失語症の顔とその時々の表情を知り、慣れ親しんできたとまで言える。そして、今、夫の失語症はやっと「言葉にのみ現れた現象」と感じることができる。心の文法はいつの間にか整っている。面白いことに、最初は目に見えて進歩の速かった言葉の文法だというのに、この点に関してはまだ終わりが見えない。実に「失語症」なのである。

今朝の食卓に、摘んだばかりのスズランがガラスの花瓶に生けて置いてあった。ゴミ出しをするついでに庭を眺めて、スズランを庭から朝食のテーブルに生けてくれたのは夫である。何も言わなかったのに…。こんな小さな心遣いが嬉しい。夫が倒れた当時はまだ四人家族であった。慌ただしい毎日の朝の食卓があった。今、二人になって静かに朝の部屋で向き合っている。

終わりに、この元の記録を読まれて細かなコメントをよせてくださり、出版を勧めてくださった関啓子先生ならびに出版の可能性を探してくださった長谷川幹先生、そして大修館への橋渡しをしてくださった同窓の綿森淑子先生に厚く御礼申し上げます。また、リハビリテーション病院でお世話になり、夫の失語症の記録を書くように勧めてくださった今は亡き松井道介先生、夫の発病時から失語症資料の紹介や時々のコメントや励ましの言葉をいただいた亡き遠藤尚志先生にも、ここに心よりのお礼と感謝の気持ちを述べたいと思います。夫の闘病が始まったとき、このお二人はお元気で夫の病を支える専門家として力を与えてくださった。その方たちが先に逝かれて、今夫は障害を持ちながらも生き続けている。その不思議を重く受けとめています。

最後になりましたが、この本の出版に際しては、大修館書店編集部の辻村厚氏には大変お世話になりました。ここに、心より御礼申し上げます。

二〇一三年　春

［著者紹介］

ロコバント 靖子（ロコバント やすこ）

1943年群馬県桐生市に生まれる。南山大学独語学・独文学科卒業。1967-70年，ハインリッヒ・ヘルツ奨学生としてボン大学留学（専攻：ドイツ語学・ドイツ文学・応用言語学）。

（社）ドイツ東洋文化研究協会（OAG）や東京ドイツ学園等で主にドイツ人のための日本語教育を担当。現在はフリーの日本語教師。

訳書に『クリスマスの思い出』（バルバラ・バルトス＝ヘップナー著　新教出版社），『ボンヘッファー家のクリスマス』（ザビーネ・ライプホルツ＝ボンヘッファー著　新教出版社）がある。

夫《おっと》はバイリンガル失語症《しつごしょう》

――日本語教師《にほんごきょうし》が綴《つづ》る闘病《とうびょう》と回復《かいふく》の五年間《ごねんかん》

NDC493／viii, 278p／19cm

初版第１刷――2013年７月10日

著者――――ロコバント靖子《やすこ》

発行者―――鈴木一行

発行所――――株式会社 大修館書店

〒113-8541　東京都文京区湯島2-1-1

電話03-3868-2651（販売部）　03-3868-2294（編集部）

振替00190-7-40504

［出版情報］http://www.taishukan.co.jp

装丁者―――下川雅敏

印刷所――――三松堂

製本所――――三水舎

ISBN978-4-469-21345-4　Printed in Japan